大都會文化
METROPOLITAN CULTURE

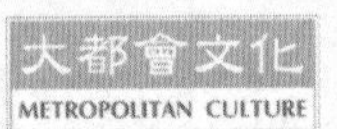
大都會文化
METROPOLITAN CULTURE

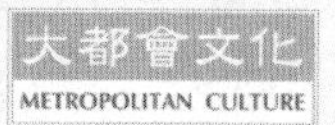
大都會文化
METROPOLITAN CULTURE

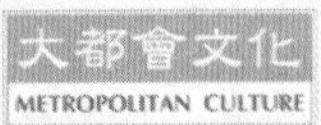
大都會文化
METROPOLITAN CULTURE

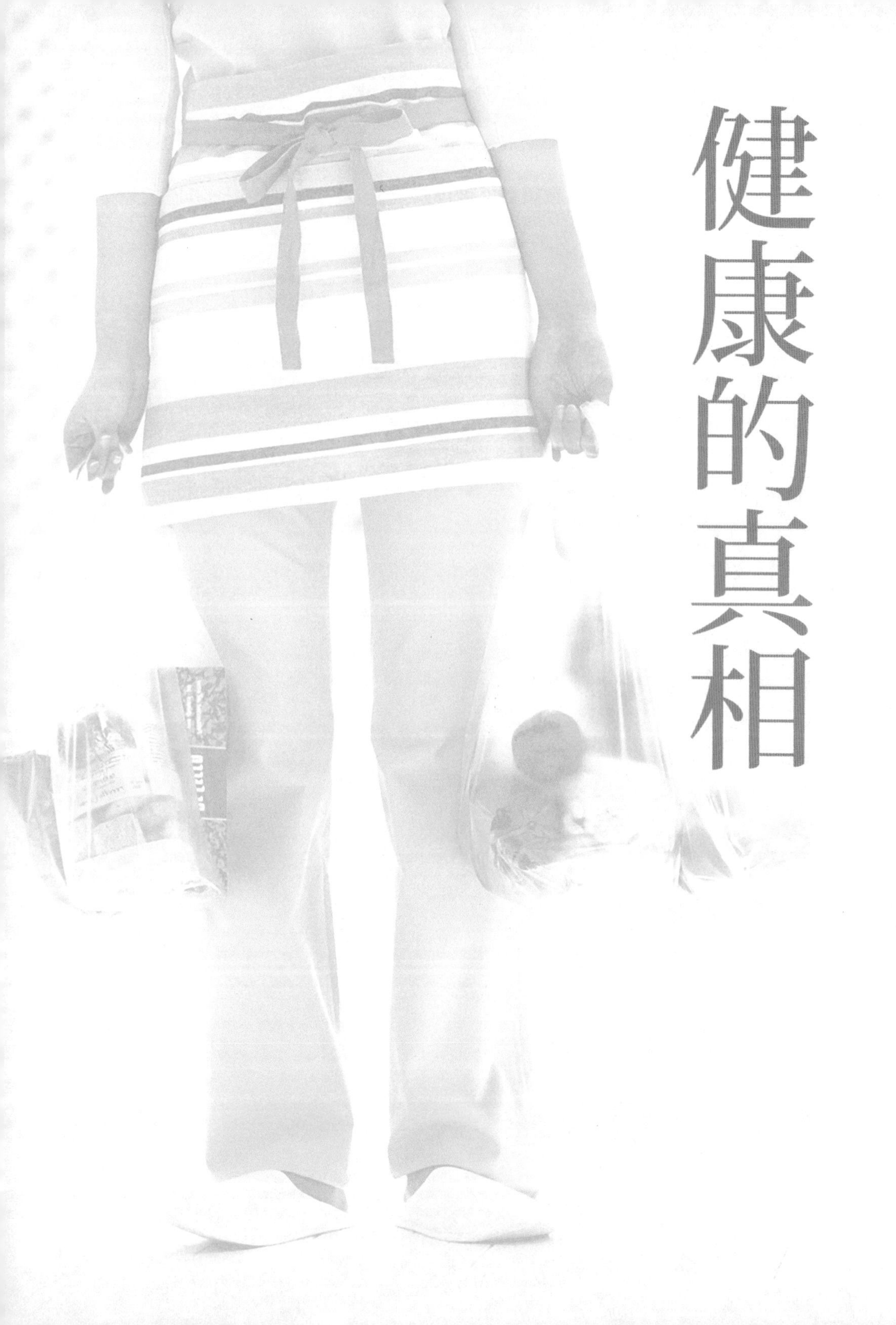

健康的真相

目錄

目錄

目錄

目錄

目錄

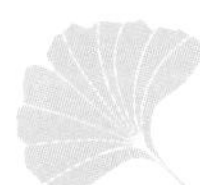

作者序——這本與眾不同的書是為你而寫的嗎？

人們幾乎無例外地都同意，許多在你生命中有意義的事情的發生，都是因爲你在正確的時間、正確的地點遇見了正確的人或獲得了正確的資訊，而且你有眼光沒有讓這些資訊與你擦肩而過，並且採取了正確的行動。這個過程的發生往往也許就是一個「一見鍾情」式的大腦處理資訊過程，一個靈感、悟性和直覺⋯⋯或許你也可以以此來判斷一下本書是不是爲你而寫。

你眼前這本書是一本編輯了最新營養、健康、人體和疾病科學研究進展資訊的書，也是一本具有開拓性健康概念和觀點的與眾不同的科普教育書籍。儘管包括現代細胞營養學在內的營養醫學是一門很年輕的學科，至今因種種原因而沒有被傳統的現代醫學和大多數醫生們認可，也沒有進入主流醫學的管道；但毫無疑問，人類的健康出路在於現代營養學和臨床醫學的有機結合。我們用一個簡單的圖片來表示這樣的思路：

臨床醫學與營養（醫）學的關係示意圖

臨床醫學
（預防醫學、康復醫學）

對抗疾病

營養醫學
（營養、人體和疾病）

維護保養協調
身體功能

人類真正的
健康出路

本書就是建立在以上的概念基礎上，換言之，我們這本書是特別爲這些熱愛生命、珍惜健康、尋求一條全面和真正健康之路的讀者們獲得全面的科學知識而編寫的。你可以看到，臨床醫學和營養（醫）學的確都要研究人體、修補人體的不適，但實質上思路和方向卻是大相徑庭，一百八十度的不同。

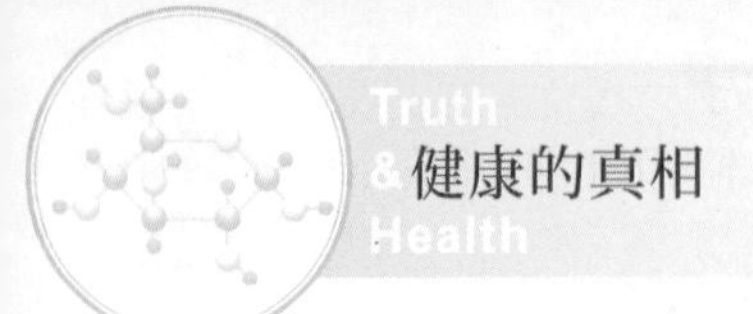

隨營養學、營養醫學而來的**營養療法的最根本的思維起點很簡單，就是要通過優化的質與量的全面營養供給，充分引動和發揮人體自身與生俱來的協調能力**，以此來達到各個器官、組織和系統的功能其最大和最好的優化運作，達到整體協調、預防身體不適和疾病的產生。而且在很多時候和一定的條件下，營養療法能很好的修復身體的功能缺陷，恢復身體的健康。因爲提供優質營養本來就是滿足我們人體最完善的需求，這是順應性的協調和諧的思維，對身體是一個順勢的滿足，因此營養療法從本質上來講是不會有副作用的。

另一方面，總的來講，**臨床醫學使用對抗性的思維**，對疾病採取不同程度的「壓」和「抗」的方式，遺憾的是，世間一個不變的規律是，任何「壓」和「抗」都會有反作用力產生，也就是醫學上所謂的副作用。我們不用再細說在西方眾所周知的亂用抗菌素，不分「敵我」在體內殺死了較多的菌系，引起了體內的菌群失調，繼而產生更難治癒的黴菌感染、敗血症等，危及生命。

再說到止痛藥，它是通過阻止與疼痛有關的化學因子釋放，使得疼痛的資訊不能夠傳遞到大腦，以達到止痛的效果；但是事實上病症仍在局部繼續，只是你感覺不到疼痛而已，結果是延誤治療，造成更嚴重的身體損害，甚至是生命的代價。這種純粹外來的對抗性干涉在大多數情況下，都會很快讓疼痛減輕或消失；然而，卻導致體內有關化學反應的連鎖性的混亂，而且肝和腎都要付出更多的代價去分解和代謝這些外來的化學合成物。

如果這是一時的、局部的混亂，我們的身體還有能力通過各種調節來讓體系重新達到平衡；如果是長期的錯亂，超出了我們身體自身的調節能力，其結果就是一種新的疾病在體內產生（如長期的服用止痛藥會誘發胃炎和胃潰瘍，甚者會導致心血管疾病、高血壓、心肌梗塞……）。單純用臨床醫學的思維，當副作用產生時，接下來就是開另一種處方藥來對付這種副作用引起的疾病……這在某種意義上就是在目前醫療中已形成了一個惡性循環，西方國家有一個笑話：醫生的處方藥就是保持你生病但盡可能不死。

當然，我們在這裡做營養學教育的同時，要強調一點——現代臨床醫學對人類的貢獻是大家有目共睹的。在許多時候，用某種處方藥和急救，對人命的挽救是絕對的必要，特別是對重大疾病的治療中，在生命攸關的時候，副作用是不應在優先考慮之列的。

基於以上兩種思維的對比，在我們這本與眾不同的科普教育書中，關於營養與疾病的章節討論就是營養學和臨床醫學結合的重要結晶。多年前，廖曉華從化學、生物、生物化學走進了現代營養學的領域，廣泛而堅實的知識基礎加上全身心熱情的催化，讓她在營養科普教育領域內得到人們極大的尊重和認可；田洪均從地球化學和環境研究而涉足了衰老和癌症的資訊，成為了營養和科普教育中訓練有素和不可多得的老師。

在本書第三章中，我們收集了單獨採用營養療法或是臨床與營養二者結合療法的病例做營養學的分析，同時我們也邀請了臨床醫生劉麗的參與。她是一位擅長預防醫學與臨床醫學相結合、注重心理治療的臨床醫生。由於她的不斷學習、保持進取，因此對營養醫學非常認同。她用一個有二十多年臨床經驗的醫生的思維和眼光明確地讓我們看到了臨床醫學對待這些疾病的出發點、治療程序和可預見的效果。這種結合、對比和分析讓我們能容易地理解到：人類真正完整的健康，需要臨床醫學和營養醫學的有機結合。

在這本書中，我們討論的就是與營養醫學有關的重要問題：我們面對的環境變遷、身體與營養、疾病與營養、衰老和營養。如果以上這些基本的要點是你感興趣的話，那麼這本書就是你要尋找的健康指導和最新健康資訊；也請你在閱讀後，同時向你所關心的人們推薦這本書。讓我們一起做營養醫學和臨床醫學結合的開拓者，為大眾人類能更多更好地免於疾病和痛苦而貢獻一份力量！謝謝你對此書的興趣和厚愛！

廖曉華

前言——優質的營養是未來的藥物

優質的營養是未來的藥物——這是萊納斯．卡爾．鮑林博士（Linus Carl Pauling，1901－1994，諾貝爾化學獎與諾貝爾和平獎得主）十幾年前的預言。也是我們作為細胞營養學、預防醫學、保健醫學和營養醫學的人做科普教育的目標。事實上，這依然是醫學之父希波克拉底2500年前所講的：「讓你的食物成為你的藥，而你藥就是你的食物。」的基本哲理，只不過我們是在2500年後的現代科學水準上來重新認識和重新運用它。

科學和人類的發展一樣是螺旋式的迴圈。人類總是在不斷的向前，求新、求創造，然而，人們在面臨新的危機和問題時，最終往往會回到歷史的旅程中去尋找那些因為種種原因而被丟棄的精華和寶貝，重新發現問題的根本所在，並在新的水準上來解決它。

無論是東方還是西方，人類對付疾患和保持健康都是從草藥起家的，在草藥時代，營養和治療是不分家的。而當現代醫學以抗菌素的發現為里程碑起始，300多年來，藥物和治療手段突飛猛進，以治療疾病、挽救生命為宗旨的研究進展，對人類的生命保存和延長作出了巨大的貢獻；與此同時，在世界上其他以草藥為傳統的國家和地區卻依然保持如中國的李時珍時代，沒有任何實質性進展。這種巨大的反差和強烈對比讓草藥的營養和治療在相當程度被忽視甚至遺忘了，許多民族的民間依然按慣性在用，但卻從沒有從科學面上加以修正和提高，一切僅僅取決於特定醫生的經驗、悟性與道德，而這些因素就像他（她）開的處方，沒有量的概念和可度量性，更沒有科學和可靠的重複性。

然而，當現代醫學和社會進步，當我們戰勝了許多細菌性疾病、挽救生命、不斷延長著人類壽命的同時，命運卻也似乎跟我們開了一個不大不小的玩笑——那就是我們的有效壽命事實上延長的並不多，而僅僅是延長了通往死亡的歷程。換句話說，當許多國家的人的平均壽命都突破75歲而向80歲進軍時，我們的健康年齡依然只是52.8歲，不少人在50歲甚至更年輕時，就開始了在疾病中掙紮、與疾病共存的生命歷程。

就像西方免疫科學家和細胞營養學創建人之一的Dr. Myron Wentz所講的一樣，實際上我們生命的歷程是「**活得時間太短而死得時間太長**」，這是對我們人類所面臨的退化性疾病災難的最好描述。看看我們周圍的親人朋友，不少人在4、50歲就失去了健康的身體和活躍的生活，終年和醫院甚至病床打交道；更不用提像老年癡呆病人那樣，其漫長的與家人告別的過程是多麼巨大的精神折磨和沉重不堪的經濟負擔！

我們的確面臨著在人類歷史上又一次災難性的健康危機！在這個世界上，每當面臨困境時，通常有三種人：一種人是根本不清楚這一局面，不聞不問；第二種人是袖手旁觀，視而不見；而還有的人則是看清情況，找到路徑走出困境。毫無疑問，凡是看到此書的朋友，都是持有要對困境尋找答案的第三種態度。的確，生命無論從任何意義上都是寶貴的，生命對每個人只有一次，健康是生命具有生機和活力的基礎和保證。爲此，我們應該認清這一災難的嚴重性的實質；我們既不必驚慌失措、無所適從，但也不要掉以輕心，如此才是對自己、對家人、對朋友以至他人的最大保護。

簡而言之，現代醫學在很大程度上和很多情況下可以控制我們的疾病、挽救我們的生命。然而，人類現代醫學的巨大進步和成就在一定意義上，卻像一個唐僧的緊箍咒，成了一個限定的區域，縮小了人們的視線和思維——人們將治病和健康視爲相等，忘記了臨床治療僅僅是一個補救措施——在把健康交給了臨床醫療的同時，也完全忘記自己的責任。現在的臨床醫療的確在很多時候能把人們從死亡的邊緣拉回來，但卻絕不保證我們的健康，更不能給我們一個充滿生機、活力的身體。

要讓生命具有它本身賦予我們的生機和活力，讓我們的有效壽命和表觀年齡共同增長，這個挑戰的勝利，在很大程度上是掌握在我們自己手裡，是依賴於營養學！

在本書裡，我們就是要告訴：**有病的確需要治療，但你的健康不是掌握在醫生的處方箋中，而是把握在你自己的手裡**。

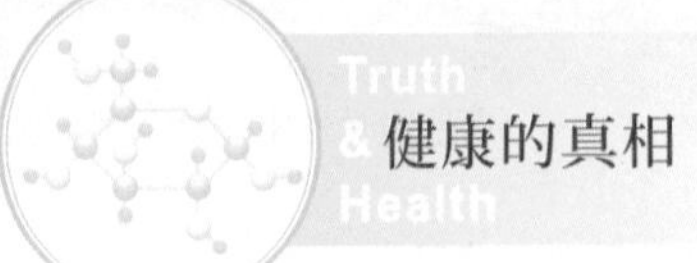

健康不是自然而然的恩賜，而是你的選擇；健康的保證並不是渺茫不可及，而只是需要一個能自我教育的悟性；達到每個人自己所能達到的最大健康程度也不難，只需要有熱愛生命的態度，理解基本的科學知識，然後去實踐它。

從2003年開始，我們爲大家陸續編著了《熱愛生命，珍惜健康》、《如何科學使用營養保健品》、《常量營養和微量營養》、《營養保健品的問與答》等科普教育系列資料，目的在於希望能進一步幫助大家從多個角度來理解營養、食物和健康疾病的關係，並帶給大家許許多多實際的例子來說明優質營養的概念——即除了一日三餐均衡的常量營養外，也要科學且合理的進行微量營養補充的必要性。科學與合理的營養補充，不是錦上添花和奢侈，而是對人體健康的雪中送炭！

在過去的幾年裡，由於讀者的厚愛，這幾本科普教育書籍通過他們的傳閱飛到了北美、亞洲和歐洲的許多華人手中，我們收到了許多讀者的親筆來信與電子郵件。他們認可這幾本書籍在現代浩如煙海的資訊中的超越和與眾不同；全新、準確而發人深思的科學知識；深入淺出而又實用的講解和指導；風趣而幽默的語言。人們因此消除了隔行如隔山的感覺，知道了生命和健康科學色彩斑斕和充滿樂趣的一面。

許多讀者在感謝我們給了他們熱愛生命和珍惜健康的意識的同時，又和我們討論了一些他們所關心的健康問題。我們特別高興的一點是，人們的健康意識相比起以前可以說是前進了一大步。

當然，我們同時也從這些來信中看到，營養學，特別是細胞營養學，對人們的確是新的概念、新的知識和新的挑戰，因此很自然的有許多不解；加之一些商業性很強的偏頗宣傳，因此在營養問題上存在許多誤區和盲區。

在眾多讀者的要求和鼓勵下，我們決定從先前的科普教育實踐的基礎上，爲大家編寫這本介紹營養、人體健康和疾病三者關係的科普書籍，試圖去回答我們在這些年的科普教育中所收到的很多共同的問題。我們最終的目的，是要講清楚那些圍繞著如何認識優質營養和健康之間關係的幾個重要問題，例如：

優質營養的概念到底是什麼？

食物、營養和疾病、健康的關係。

常量營養和微量營養的關係？

微量營養元素的關鍵角色──生物機制和節律的調節。

高品質營養補充品的與眾不同。

營養補充療法和現代醫學處方藥的不同特點。

滋養你的大腦，讓你的大腦不斷的對新的科學成果接收、思考、吸收。在這一基礎上，有了對生命的熱愛、有了這種意識和保健的責任感，你才會自覺的營養你的細胞、你的身體，使你在大自然的物競天擇中不致被早早淘汰出局！

人體細胞結構示意圖

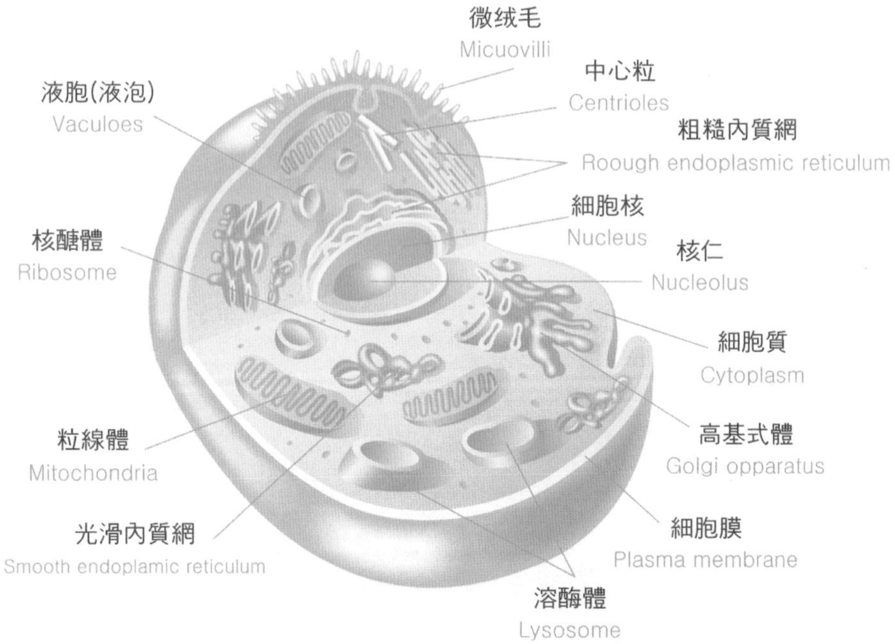

細胞—— 生命從這裡開始，健康也從這裡開始；生命在這裡繼續，健康在這裡保持，生命也在這裡結束和回歸自然！讓我們茲養和保護這個生命的奇蹟！

這就是這本書的全部主題！

新的危機總是意味著新的挑戰，作爲人類，我們所面臨的健康困惑絕非無路可循，在這個領域內，已有一批有遠見而又擁有堅實科學基礎和實業精神的開拓者，他們的健康概念喚醒人們對生命意義的反思，對健康疾病的重新認識，更激發人們對生命的熱愛和對健康的珍視。這些開拓者就是我們的希望所在，也希望有更多的開拓者能加入到這行列之中！

在世界面臨著這場健康危機時，不要躲躲閃閃，也不要視而不見，更不要旁觀，也決不能彷徨，勇敢的正視問題，同時也要有敏銳和準確的眼光建立全新的科學健康意識。如果說現代醫學將人類從細菌的威脅下解救出來，那麼營養醫學將是人類又一個普羅米修斯 ——優質的營養就是未來的藥物 —— 這就是我們補足臨床醫學的缺失，而真正走向健康之路的「普羅米修斯之光」！

廖曉華

我們的身體結構是否能夠因應當前的環境

廖曉華／田洪均

一個智慧的人應該真正明白，健康是人生最大的幸運和福分！

—— 希波克拉底（470－410BC）西方醫學之父，古希臘哲家

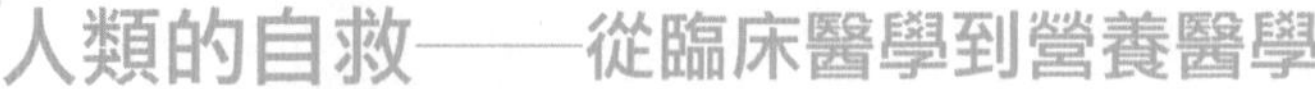

人類的自救——從臨床醫學到營養醫學

生命科學家們稱頌生命的神奇，這神奇中實際上還有很多是隱藏的奇蹟。是的，真正的奇蹟恐怕是那些錯綜複雜、至今還沒能解讀的細胞的活動，在Dr. Myron Wentz的《隱藏的奇蹟（Invisible Miracles）》一書中，他感歎地說：「他們是如此神奇，完全不可能只是天公的無心插柳之作。」的確，無論從任何意義上，生命是值得頌贊和熱愛的。對我們而言，世上最美好的莫過於充滿勃勃生機的健康生命！我們所真正要做的是有效地保護和享用這一奇蹟！

細胞是我們生命的開始、生命的繼續和生命的終結，我們要做的、能做的，就是從根本上對身體內大約210種，總量大約100兆的細胞進行細心的維持、保養和及時的修補。要知道，人體每天約有240億的細胞（一小時就有一億）要補充和更新！科學家們很肯定一點，98%的原子是不會存活過一年的。

所以每2個月，我們的每個心肌細胞都要重建（可以想像爲松樹葉一樣的更新和替換）；大約每一年，我們的骨細胞都要全部被重新替換，整個骨架系統2年後就是全新的了（可惜在中年後就會慢下來了！）。

我們的皮膚大約每27－29天就要更新一次，如果假設活到70歲的話，我們的一生也有近千張新皮；皮膚表面死去的細胞屑大約是每小時60萬個，如果也是以70歲計算的話，僅是這些代謝的細胞屑就是一個人2／3的體重了。

在我們的血液循環系統中，30兆的紅血球要走過約11萬2千6百多公里的路程，一個健康的成人身體要在每秒鐘產生1千5百萬個紅血球，才能滿足和代替在同時失去作用而死去的相等數量的紅血球；也就是說，每一個小時有9億個紅血球要轉換。

而在我們的消化系統中，每天有170億個小腸細胞要替換，也就是每5天小腸表面就會更新一次；而我們每個成人每天要有3000加侖的呼吸交換，小孩子需要的還更多，特別是那些好動的小朋友；而像肝臟這樣的內臟器官，會持續的受損，而只有它們自己才有能力去重生和修復其自身。

……身體每時每刻的這些難以想像、不可思議的活動，我們或許要問一個問題：新陳代謝是如此的毫不歇息，那麼，我們所更新的細胞質量將是如何呢？更好？還是更弱？還是更新不了？

毫無疑問，答案只有一個——**我們的身體活力，唯有用充分和全面的營養，才能在這瞬息萬變的變遷和更新中保持品質**。對嗎？

換言之，無論你是有神論者，認爲人是上帝所造；還是無神論者，認爲人是宇宙間萬物進化的結果。你都不得不承認，我們人體是一個非常精妙絕倫的化工廠，或可說它是目前地球上最複雜、最精密和最準確的生物機器。它的整個運作有嚴格的系統和功能分工，但各個系統間的合作又是天衣無縫。其準確無誤帶給我們生機與活力的程度，讓我們驚奇；而當程式出毛病時，帶給我們的撲朔迷離也會讓我們無奈……。

現在的今天，似乎又是一個疾病叢生的時代，在越來越舒適和便利的現代化生活中，你可以隨時聽到周圍的人在被許多慢性病所折磨。你也許會有很多疑問，難道是我們人的身體建造不再適應如今世界的變化？還是我們用自己的筷子、刀子或叉子在給自己的健康製造麻煩，甚至給自己自掘墳墓？

我們說人體的系統各自運作是有嚴格的程序，各個系統間的通訊聯繫和協調合作天衣無縫；但同時也是有其限度的。這些運作的條件似乎既複雜又神秘，而實際上，也許就是充分的營養物質才能保持它相當程度上的正常運作。

舉個簡單的例子：一旦我們身上受傷，血管痙攣，血小板凝聚，血纖維蛋白合成，形成凝塊，凝塊收縮而封住傷口。這一切都是自動按程序進行，一般最多不過幾分鐘。如果是較大量的出血，我們的身體會在1－3天內補償血漿到正常狀態，但紅血球會濃度變低或很低，要一段時間才能再恢復。如果一個人不能正常的從腸道系統吸收足量的鐵而盡快地形成血紅蛋白來補充失去的紅血球，紅血球就會變小，而血紅蛋白濃度不足，就會形成很常見的貧血症狀——在這種狀況下，往往不是單純補鐵就一定能解決問題的，除了食用豐富的含鐵食物外（必要時在醫生的指導下服用鐵補充劑），還要有足量的維生素C，鐵才能

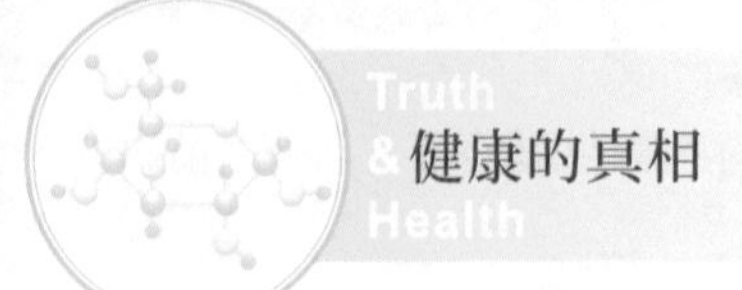

有效地被腸道吸收；否則，單純而過量的補充鐵，不僅毫無作用，還會造成鐵過剩的中毒問題。

當然，**我們身體的工作程式是有限度的**，像以上的狀況，如果在流血過多的狀況下，出血的速度大大超過了血小板凝聚和血纖維蛋白合成的速度，超過了身體設計程式的運作，沒有臨床醫療來止血，生命就危險了。

所以，**身體的自身修補是有條件和限度的**，我們要懂得這一點，才能有意識地來保護自己。例如，當身體意外受傷後，常常身體會有一種假象式的迅速復原（身體自身誤認為已經修補好一切），但一般或遲或早，都會有比受傷時更嚴重的、不同形式的所謂「舊傷復發」；另外，當我們的器官或組織受過病毒的侵犯後，其恢復也是有限度的，例如，20世紀80年代的B肝患者，不少人由於後來的保養不夠（甚至沒有保養）而雪上加霜的濫用自己的身體，導致了1、20年後肝癌的發生。所以我們要懂得身體的限度，在身體受到外傷，或器官與身體系統曾有過疾病、受過傷害的人，就要格外注意這些薄弱環節。不是要如履薄冰，但也不要掉以輕心。

人體功能系統示意圖

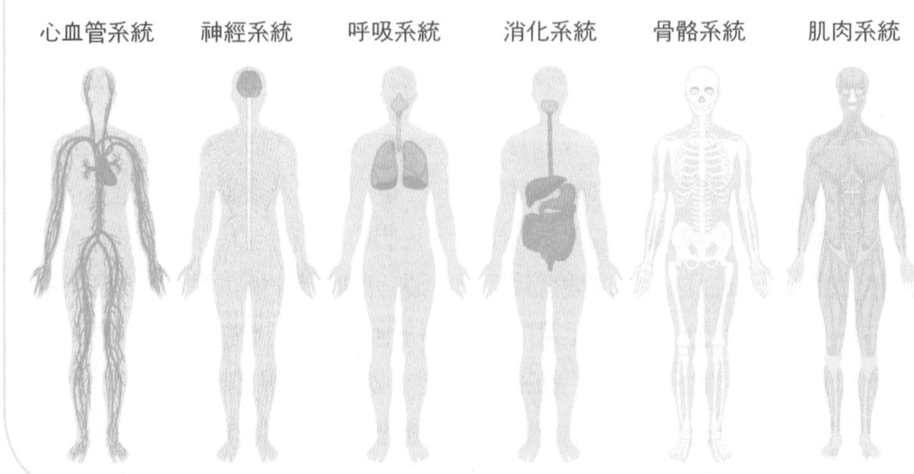

我們每個人能對自身的器官和體系有一個常識是很必要的，而且這些知識也很有趣。我們身體如果從器官的功能上劃分，有七大系統：循環系統、肌肉系統、骨骼系統、神經系統、內分泌系統（包含免疫系統和抗氧化系統）、排泄系統、消化系統。在此，我們並不打算全面的講述人體解剖、構造和七大系統的所有細節，而僅以涉及到營養和退化性疾病相關的骨骼、神經、內分泌，以及消化系統作爲討論之主軸。

一、循環系統

有時泛指呼吸和心血管系統，心臟、肺、動脈、靜脈和微血管。

這個系統就像我們人類社會的運輸系統，是人體內的「高速公路」。我們每一個細胞、器官和組織，其生存和更新換代所需要的氧氣、營養物質和代謝出的二氧化碳和廢物，都需要通過這一系統按時、按量分門別類來周轉、交換和更新。當然，這個系統運作的微觀複雜，往往是我們習慣了宏觀思維所難以想像的。循環系統之所以能正常運輸，是不到1／10公釐空間的細胞工廠其不間斷的正常工作所帶來的保證之一；不然，我們生命所需要的物質生成，就或早或晚會在某一個部位出現問題。

而血液系統功能的正常，是造血系統（骨骼）、動力系統（心和肺）和運輸道路系統（血管和微血管）此三者正常運作的結果。也就是說，心血管三個環節的保養同等重要。

舉個簡單的例子，紅血球從骨髓裡產生並進入血液迴圈後，它的功能變得非常簡單和專一，只負責送氧氣和分解葡萄糖，它的成熟期爲24到48小時，存活120天。120天後，肝、脾、髓中的吞噬細胞就會把它們清理出來，不再參與血液循迴圈。而一個健康的成年人每天要製造100億個紅血球才能滿足身體繁重的運送氧氣和養分的任務。所以要完成此一製造任務，**所有的營養素缺一不可：蛋白、脂肪、碳水化合物、維生素、礦物質和植物化學成分，都要齊備**。例如，如果維生素C不足，紅血球的正常形成和功能就會被畫上大大的問號。

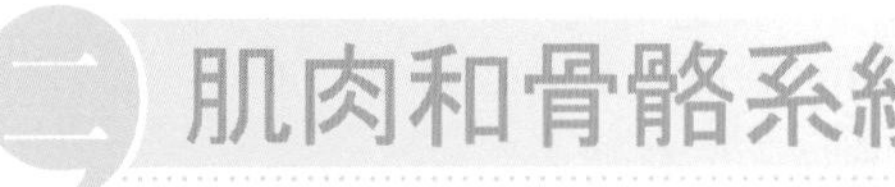

二、肌肉和骨骼系統

骨骼系統分三大部分：脊柱、胸腔、四肢；所以，在檢查骨質密度時，主要是看這幾部分；成人一般有206塊骨頭，兒童有270塊。在大約20－25歲時，兒童多出的這64塊骨頭就會成熟合併成爲終生的206塊。骨骼和肌肉由筋腱連在一起，形成一個合適的外殼，保護我們的內臟。

骨骼不僅是一個保護和支援我們身體的框架，還是在肝臟之外的另外一座大工廠，為我們生產血液、紅血球和白血球。同時，也是一座倉庫，給我們儲存以鈣為主的多種微量礦物質。

而雖然人們常會很自然地認爲骨骼是堅固和永久不變的，但事實上，它在人的生命週期裡一樣在新陳代謝、更新換代，前面已提到過，研究認爲，2－3年我們的骨骼就全部更新一次。

骨細胞中含有三種固有的細胞成分，稱爲骨細胞系。它們是成骨細胞（骨母細胞）、骨細胞和破骨細胞。它們與骨系統的生成、代謝和更新息息相關。

1 成骨細胞：

成骨細胞顧名思義是幫助骨頭形成的細胞。成骨細胞來源於骨髓基質細胞，與脂肪細胞、成纖維細胞、軟骨細胞以及骨骼肌細胞實際同源。簡單說來，成骨細胞的主要功能是合成和分泌骨膠原，形成骨基質，並釋放鈣離子，使基質鈣化而完成骨的形成。故它是骨形成和骨骼發育、生長的主要功能細胞。

2 骨細胞：

骨細胞是由被包埋在骨基質中的成骨細胞所形成的。它不僅是骨的主體細胞和主要支柱，同時能通過細胞突互相連接，形成小管系統網路傳遞資訊，與骨髓內和骨外微血管交通，保障組織營養和物質交換。成熟的骨細胞代謝活動十分活躍，在正常生理條件下，骨細胞先使骨質溶解，失去骨鹽，繼而膠原纖維溶解，最後成基質，此稱為「骨細胞性溶骨作用」；之後，在適當的降鈣素作用下，它可繼發骨形成，基質中不斷有新的鈣鹽沉積，此稱為「骨細胞性成骨作用」。這整個溶骨過程與成骨過程反復交替進行，且處於動態平衡狀態。

3 破骨細胞：

破骨細胞是骨細胞系統中的一種多核巨細胞，沒有細胞突起。它來自血液中的單核細胞，為骨吸收細胞，在骨的重吸收和改建過程中起主要作用。簡單說來，破骨細胞分泌酸性離子和蛋白溶解酶，形成破骨作用，降解骨基質和溶解吸收鈣離子，再將其轉移到血液中。破骨細胞促進血液更新。

一個健康的身體必然是需要以上骨骼系統的新陳代謝過程保持在相對的動態平衡中。對於一個健全的過程，以下的元素是最基本而不能缺少的：

1. 鈣：鈣是人體內含量排名第5的元素，數量僅次於氫、氧、碳和氮，占體重1.5—2%，一樣是生命之本，有很多關鍵的生理作用。99%的鈣存在於骨骼和牙齒中，1%在體液和軟組織中。體液和軟組織中的血鈣不能低於1%，如果低於1%而又得不到適當的補充時，就會從骨骼和牙齒中抽取；如此長期下去，就會形成骨質疏鬆。缺鈣是形成骨質疏鬆的主要原因。

2. 鎂：在人體礦物質中，鎂是第4豐富的陽離子，約60%存在於骨骼和牙齒中，49%均勻分佈在肌肉和軟組織中，1%在外細胞結構中。鎂能夠促進鈣在骨骼上的吸收和沉積，防止鈣在軟組織中沉積形成結石，所以足夠的鎂具有預防結石的作用。而鎂的生理作用就現在已知，約和300多種酶促反應有關，但它的很多功能都是和鈣合作才能發揮，例如對神經功能的調解和對心臟收縮與傳導作用。

3. 銅：銅能促進結締組織中膠原蛋白和彈性蛋白的交聯。若缺乏銅，則兩種蛋白的交聯會不好，骨質疏鬆將加速形成。

4. 蛋白質與維生素C： 在骨骼的生長發育中，蛋白質形成骨骼的長度和框架，鈣就像磚頭一樣加固骨骼，而維生素C則能促進鈣在身體內的吸收。蛋白質與維生素C形成膠原蛋白，增加骨骼的彈性。

5. 紫外線和維生素D： 皮下的膽固醇在紫外線作用下合成維生素D，維生素D能促進鈣的吸收。現代人接觸的陽光普遍偏少，體內便缺乏維生素D，致使鈣無法正常地被吸收；時間一長，骨質疏鬆的形成就不奇怪了。

當然，很多微量元素，例如，矽、硼等，都與鈣的成骨機制有關係，更不用提到水的作用了。水是萬物之源，身體內一切的生理過程都要有水的參與。

缺鈣，是一種在現代化生活條件下急劇加速的一種普遍症狀，尤其是骨骼成長時期的青少年和進入中年時期的婦女。由於青少年們繁重的課業學習，終日在書桌和電腦前埋首，補充高品質的鈣就變成一個迫在眉睫的大問題；而對於進入更年期的婦女，雌激素濃度降低，因此雌激素負責的成骨細胞便不活躍，而由甲狀腺激素負責的破骨細胞就會相對活躍，最終造成鈣的流失大於吸收。所以婦女更年期後骨質疏鬆發病率最高，特別是在65歲後。但骨質疏鬆不是婦女的專利，65歲以上的男人，其發生的機率也是1／6。

而對於一些特殊的病人，像甲狀腺功能亢進的病患，甲狀腺激素會促進破骨細胞的生成，鈣流失快，更易形成骨質疏鬆；另外還有那些長期吃激素、抗生素和其他類藥物的人，一方面某些藥物會造成鈣的代謝異常，二來體內毒素非常多，爲了排泄這些毒素，身體需要消耗大量的營養素，因此會造成體內營養進一步匱乏，也容易形成骨質疏鬆。

最後，再特別強調一下「補鈣」的問題，這個鈣量吸收不足的問題是全球性的。以西方國家而言，由於他們膳食不平衡，其食物中含有太多脂肪、鹽分、動物蛋白及醣，這些都會形成酸性廢物，溶濾我們骨骼中的鹼性礦物質，這恐怕是骨質疏鬆症形成的主要原因。

有些人有所誤解，常說：「我的抽血檢查中，鈣的指標是正常的，我不缺鈣。」這是一個極大的誤解。上面講了，人體的鈣質只有1%是作爲離子形式在血液中，而99%的鈣都是在你的骨骼和牙齒中。**我們的血鈣濃度不能說明我們的身體不缺鈣**，而只是說明我們的血液中鈣的濃度是正常的。也就是說，這僅代表我們的神經系統、心臟的電流傳導、電解質系統、維持細胞壁滲透所需要的鈣是基本正常的。不過血鈣的濃度是一個會對生命直接產生威脅的因素，所以我們的血鈣在一般情況都能夠且必須維持正常（除非一些疾病所致），而原因就在於我們有骨骼這座大倉庫。

一般來講，我們的總指揮大腦是最聰明的策略家，它會「依照生命存續的輕重緩急來分配有限的資源」。因此當像維生素C不足時，爲了要能持續供應給血液運輸氧氣，就會造成皮膚下真皮層和關節潤滑液中要用來合成膠原蛋白的維生素C減少甚或沒有，這對我們的皮膚和骨關節的保養將構成障礙；而像血鈣含量，身體會通過至少三種不同調控機制控制著血液中的鈣含量——首先，大腦會發出加強吸收、減少排泄的訊號，但如果前兩者都仍無法滿足血鈣含量，最後就只能從骨頭中來溶取了。正因爲如此，不少的人在不知不覺中從自己的骨骼倉庫中不斷得到像鈣這樣的礦物質，只取而不存，直到漸漸超越它的極限能力而局部甚至全面崩潰，甚至令骨骼成了一個非常微弱的網架，稍一不慎，就是嚴重的骨折。

因此遺憾的是，身體不會像感到饑餓、渴或缺氧一樣，明確地告訴我們它需要鈣和其他礦物質。我們不可能憑著直覺來供給身體營養，而僅能依靠理性的科學和知識的啓示來達成。

三 神經系統

神經系統包含中樞神經系統（大腦和脊髓）和末稍神經系統（或稱外周神經系統。其呈現網狀的依附於循環系統之分佈，有些僅是功能上的不同，另一些則在形成上都是分開的）。中樞神經系統主要是處理外部環境來的資訊，將其分類後，傳達「指示」到特定部位。它的工作是綜合和雙向交流的，不斷來回與反饋；末稍神經系統是一些非意識控制的功能行動，像心跳、消化等。

整個神經系統的傳遞是以「電」訊號的方式，細胞利用感覺神經處理這些訊號，在百萬分之幾秒之內作出最初的反應。神經系統的傳遞一小時平均要走約400公里的距離；相對來說，我們的內分泌何爾蒙系統處理問題卻要花上好幾個小時。但不論如何，它們的功能是密不可分、互相配合的。

大腦和神經系統的營養是個全新的課題，一直以來是傳統醫學和主流醫學沒有特別強調與涉及的領域。經過大量的實踐研究後發現，大腦重量約1400克，小於體重的1／40，但是大腦卻占心臟血液輸出量的20%、人體葡萄糖消耗量的65%、耗氧量的20%—25%。也就是說，大腦是我們的身體內耗氧量最大的器官，而從上面所講述其所擔當工作量來看，或許就不難理解這一點了，對吧？同時，我們也可從中理解到，由於大腦的耗氧量非常大，換言之，它在內部的生化反應中只要稍有差錯，就是最容易受氧化傷害的地區。顯然，要保證大腦的功能，給它提供充分的營養供應異常重要。

神經系統的神經細胞有大量神經元。據估計，人類中樞神經系統中約含1000億個神經元，僅大腦皮層中就約有140億。神經元之間的聯繫僅表現爲彼此互相接觸，但無原生質連續。典型的神經元樹突多而短，多分支；軸突則往往很長，在其離開細胞體若干距離後始獲得髓鞘，成爲神經纖維。

神經元的基本功能是通過接受、整合、傳導和輸出資訊實現資訊交換，神經元群通過各個神經元的資訊交換，實現腦的分析功能。而神經纖維能發揮兩方面的作用：一方面是借助於興奮衝動傳導抵達末梢突觸前膜，釋放特殊的神經遞質，從而改變所支配組織的功能活動，這一作用稱爲功能性作用；另一方面神經還能通過末梢經常釋放某些物質，持續地調整被支配組織的內在代謝活動，影響其持久性的結構、生化和生理的變化，這一作用與神經衝動無關，稱爲營養性作用。

神經系統中還有數量眾多（幾十倍於神經元）的多種神經膠質細胞，膠質細胞的主要功能有：

1. 支持作用：支持著神經元的胞體和纖維。

2. 絕緣作用：構成中樞和外周神經纖維的髓鞘，使神經纖維之間的活動基本上互不干擾。

3. 屏障作用：膠質細胞的部分突起末端膨大，覆蓋了微血管表面積的85%，是血－腦屏障的重要組成部分。

4. 營養性作用：膠質細胞可以產生神經營養因子，維持神經元的生長、發育和生存。

5. 修復和再生作用：膠質細胞可轉變為巨噬細胞，通過吞噬作用清除因衰老、疾病而變性的神經元及其細胞碎片；星形膠質細胞則通過增生繁殖，填補神經元死亡後留下的缺損，但如果增生過度，可成為腦瘤發病的原因之一；另外，它還具有維持神經元周圍的鈉鉀離子平衡等等作用。

因此在身體的保健中，不言而喻，以上保護大腦和神經系統的各類神經細胞的正常運行，是至關重要的一部分。

首先，要消除大腦由外界的損害和內在代謝產物產生的有害物質。

據科學研究，在長時間用腦的時候，腦細胞代謝產生的自由基等許多有害物質大量淤積，如果不及時清除，這些有害物質將會攻擊正常的腦細胞或者阻塞大腦的營養吸收通路，造成大腦的功能減弱、血氧含量降低、血液循環不暢。於是在腦部營養和能量極度消耗的當下，卻也同時阻礙了營養物質的有效補充，這兩點相加等於是讓大腦慢性死亡。所以毫無疑問的，消除自由基，是保障大腦無害運行的重要條件。

第二，要補充構成大腦神經遞質和使其產生重要作用的不飽和脂肪酸和卵磷脂。

實驗證明，正常大腦灰質和視網膜磷脂醯乙醇胺中均含有大量多元不飽和脂肪酸DHA與EPA。當通過控制膳食使這些膜結構中DHA、EPA降爲實驗對照組的25%－50%時，白老鼠的辨別性學習能力下降33%。另外，**現代醫學在阿茲海默症（老年癡呆症）患者的海馬細胞中發現，他們的DHA、EPA只是正常人的92%**；僅是這8%的差異，最後竟會導致如此嚴重的後果，可見補充腦神經細胞的營養有多重要——因爲這些營養素能協助電訊號的傳遞，使訊號能傳送到大腦各部及身體的其他部位。

腦細胞的分裂、增殖，需要大量的含磷酸的脂類，稱爲磷脂（PL）。圍繞著每一個神經元有一個保護膜叫脂質膜。這個脂質膜含有兩個複合層，由磷脂構成。人的大腦30% 是磷脂，分佈於腦、神經系統以及全身器官。

膽鹼是合成乙醯膽鹼（一種神經傳導物質）的前體，是構成細胞膜的重要成分；含膽鹼的卵磷脂和神經鞘，又是構成神經系統組織的重要成分；而卵磷脂進入大腦後，能供應製造乙醯膽鹼所需要的磷脂醯絲胺酸類物質。總而言之，乙醯膽鹼就是專門在神經細胞之間進行資訊傳遞的「信使」，人腦約有數百億個神經細胞，這些神經細胞之間就是靠乙醯膽鹼負責相互聯繫的。當大腦中乙醯膽鹼減少時，記憶力也隨之下降，異言之，就是當腦細胞中含膽鹼的卵磷脂缺乏，大腦的活性也會急劇下降。

美國北卡羅來納州杜克大學大學（Duke University）心理學教授、藥學博士沃倫來克提到：用卵磷脂飼育懷孕後的白老鼠，其後代在智力測驗（迷宮測試）中，記憶力顯著優於未飼育卵磷脂的白老鼠後代。

不少的研究和實驗結果都說明，脂類營養素對大腦神經系統的細胞功能正常運作具有關鍵作用；不過全面的營養仍是基礎，我們也要給大腦提供優質蛋白質。蛋白質也是腦細胞的主要成分之一，占腦重比例僅次於脂肪，爲30－35%，是大腦智力活動與血管功能的物質基礎。蛋白質不但能讓腦細胞維持大腦的各種運動狀態，也是腦細胞興奮和抑制過程的物質基礎，它對人的語言、思考、記憶、神經傳導、運動等方面都具有重要的作用。

最後，但也是最重要的：要有足夠的維生素和礦物質來維持保護腦細胞功能的正常運轉。

維生素對神經系統有很大作用。許多維生素都可以直接或間接地對神經組織的代謝產生多方面的影響。維生素B群被認爲是神經亟需的營養物質，它的缺乏會給神經帶來一系列症狀：輕者會出現神經衰弱症候群，諸如全身乏力、煩躁、食欲不振、焦慮不安、怕冷、記憶力衰退、思維遲鈍等；重者會出現器質性病變，如多發神經炎、腳氣病、出血性腦病等。

另外維生素亦有其他重要作用，例如蛋白質食物的新陳代謝會產生一種名爲類／高半胱胺酸的物質，這種物質本身對身體無害，但含量過高會引起大腦的認知障礙和心臟病，而且類半胱胺酸一旦氧化就會對動脈血管壁產生毒副作用；而維生素B_6或B_{12}正可以防止類半胱胺酸氧化。其中B_6對於降低類半胱胺酸濃度最爲有用。

還有，**大腦活動的能量來源主要依靠葡萄糖，要想使葡萄糖發揮應有的作用，就需要有足夠的維生素B_1存在**。B_1也可和大蒜產生一種叫「蒜胺」的物質，而蒜胺的作用要遠比維生素B_1強得多，因此適當地吃些大蒜，可促進葡萄糖轉變爲大腦能量；泛酸（維生素B_5）的缺乏可出現表情淡漠、情感抑鬱、頭昏、眩暈、感覺異常等症狀；鎂能使你保持良好的記憶力；鐵是血紅蛋白的重要組成部分，血紅蛋白可輸送氧氣給大腦，鐵缺乏會引起大腦供氧不足；其他如維生素C、維生素D、維生素E、維生素A等也都有重要作用。

在神經系統中，大腦是非常重要的一個部分，腦組織本身幾乎沒有任何的物質儲備，全部都必須依靠腦迴圈帶來新鮮血液裡的氧氣來維持生存並執行正常的生理功能。所以，腦組織對缺氧的耐受能力最低，5分鐘的缺氧就可能導致腦的永久性損傷。腦的慢性輕度缺氧即可引發困倦、注意力分散、記憶力降低等症狀。

阿茲海默症（Alzheimer's disease，簡稱AD）是一種大腦衰退性疾病，目前普遍認爲是與年齡有關。歐美國家的統計表明，60歲以上老年人6%－12%發生癡呆，85歲以上的老人則有20%－40%發生癡呆，其中半數以上爲老年性癡呆。據統計，全球有超過2000萬的人患有老年性癡呆；而老年人口的不斷增加，將使老年性癡呆患者的人數大幅度上升，預測到2030年，全球患老年癡呆的人數將達到6000萬。減緩大腦的衰退已然是刻不容緩的問題（請參閱本書第四章）。

雖然對大腦奧秘的探索，像整個生命科學的研究一樣，仍然是自然科學面臨的最複雜和最嚴峻的挑戰，問題永遠多於答案。但藉由20世紀最後2、30年資訊技術、生物化學和生物工程的長足進展，營養學和營養醫學的崛起，終於讓我們對生命的研究從一個更高的綜合科學水平上又回到了著眼於研究人體最基本的單位——細胞——的營養，從生命最原始的構造上來探索生命力的源泉。至少我們目前可以這樣明確地說，充分且全面的營養，會讓人體的日常功能和自我修復能力達到最佳化，可以最大限度地減少疾病，保持健康。

四 免疫系統和抗氧化系統

在此，我們特意將人體的免疫系統和抗氧化系統從內分泌系統單獨提出，如此希望能讓大家對人體功能的防衛系統有一個整體的認識和更深的印象，因爲對「功能的認識」比分類本身更爲重要。

醫學研究顯示，人體90%以上的疾病與免疫系統失調有關。在人體的防衛系統中，皮膚、黏膜和黏膜分泌物構成第一道防線；免疫系統是第二或內部的防線，它的結構特殊而繁雜。

免疫系統並不在某幾個特定器官，而是由人體多個器官共同協調運作的結果。骨髓和胸腺是人體主要的淋巴器官，週邊的淋巴器官則包括扁桃腺、脾、淋巴結、集合淋巴結與盲腸。人體內的淋巴液比血液還要多。

胸腺除了分泌具有免疫調節功能的荷爾蒙，另一個重要角色就是指派T細胞（一種淋巴細胞）工作；骨髓，如前面所講是紅血球和白血球的工廠，每秒鐘就有800萬個血球細胞死亡並有相同數量的細胞在這裡生成；遍佈在全身的每一個淋巴結都是一個擁有數十億個白血球的小型防線。當外來入侵的細菌、病毒被圍困在淋巴結時，淋巴結會腫大、疼痛，一般都能摸到它；腫脹的淋巴結就是要告知你身體受到感染，而你的免疫系統正在努力地與之奮戰。同時淋巴結肩負著過濾淋巴液的功能，負責把病毒、細菌等廢物運走。

脾臟可稱之為「血液的倉庫」，它像腎一樣有過濾血液的功能。脾臟能除去死亡的血球細胞，還能產生巨噬細胞來吞噬病毒和細菌，並將它們包裹在囊中，使其成為免疫反應的一部分；最後，囊會被含有消化酶的溶酶體溶化、分解，然後或被回收用於細胞再生，或被拋出細胞膜。此外，脾還能**啟動B細胞（B淋巴球）以產生大量的抗體**。

關於扁桃腺和盲腸這兩個重要的人體護衛，由於不少人對他們有所誤解，在此，我們必須特別為它們辯護一下。**扁桃腺是咽喉的守衛者；盲腸則不僅能夠幫助B細胞成熟發展以及抗體（IgA）的生產，還能指揮白血球**到身體的各個部位，「通知」白血球在消化道內有入侵的細菌出現。在協助以上局部免疫的同時，盲腸還能幫助控制抗體的過度免疫反應。

最後，在腸胃內的集合淋巴結，除了具有像盲腸一樣的作用外，還監測人體血液中的微生物侵入。

以上的機制共同形成了我們體內一個完整的防禦體系，與生命共存亡，鞠躬盡瘁，死而後已。

總體來說，免疫系統具有以下的功能：保護人體免於病毒、細菌、污染物質及疾病的攻擊；清除新陳代謝後的廢物、免疫細胞和細菌同歸於盡後的殘體；另外，免疫系統為人體細胞的自我修補功能提供了最好的協助。

免疫細胞可以殺死體內的病毒和細菌，同時協助自身細胞立即修補受損的器官和組織。可惜的是，它那令人讚歎的力量是有限且有條件的。換言之，影響免疫系統強弱的關鍵因素之一，就在於精確平衡的營養，而不均衡的營養則會使免疫細胞功能減弱。正常工作的免疫系統，才能讓你的身體既有能力戰勝退化性疾病，也有能力克服傳染性疾病。

抗生素的發明，的確把人類從細菌性疾病的災難中挽救了出來，但抗菌素的療效似乎讓人們一時忘記了生命自身的力量。因此醫學界也就似乎一直致力於藥物的發明，期望它能治療一切疾病。但令科學家們失望的是，化學藥物的使用也許會刺激免疫系統中的某種成分，可是實際上卻無法替代免疫系統的功能，並且還會產生對人體健康有害的副作用，擾亂免疫系統的平衡。與人體共生的防禦機制——免疫系統，就像是生命所具有的不可思議力量，但即便如此，它也像我們的身體構造一樣，需要全面、適當與平衡的營養，才能使免疫系統全面且有效地運作，真正有助於人體更好地預防疾病、戰勝環境污染以及毒素的侵襲。營養是和整個身體健康密不可分的要素，當然也與免疫系統具有絕對的關聯性。

科學家發現當今愈來愈多食物會影響正常免疫系統，原因在於食物中大多含有防腐劑及農藥；而且高度精製的食品幾乎讓維生素、礦物質及酵素大量流失。另外，嚴重污染的環境更是讓免疫系統的負擔加重，人體免疫系統由於營養的不均衡而功能失調和紊亂，以致於各類疾病都更加有機可乘。

真正的健康來自於「恰到好處的免疫系統」，當免疫系統功能正常時，人體幾乎可以克服所有類型的疾病。而調節免疫系統最基本和最首要的因素之一，就是攝取豐富而均衡的常量和微量營養。這是細胞營養學和營養醫學的根本。

在這裡，我們要注意到「恰到好處的免疫功能」的意義：當免疫功能弱時，抵禦不了細菌和病毒的入侵，傳染性疾病就會產生；然而，免疫系統的功能並不是越強越好，過分敏感的免疫系統會造成自身免疫系統紊亂的疾病，從本質上講，就是我們的免疫系統過分敏感而「敵我」不分地侵犯人體自身。換言之，也就是免疫系統不再能辨認和對付外來的細菌、病毒、有害物質或不正常的細胞，而是把自己的身體器官和系統像對待外來的敵人一樣進行攻擊和摧毀。如果它侵犯到關節，那就是類風濕性關節炎；如果它侵犯到腸胃，那就是克隆氏症（Crohn's disease，簡稱CD）／腸梗阻或潰瘍性結腸炎；如果他侵犯到組織系統，往往就是紅斑性狼瘡；如果它形成髓磷脂鞘包裹了神經，往往就是多種不同的硬皮症；而1型糖尿病（胰島素依賴型糖尿病），就是因爲這個糊塗的免疫系統侵犯了胰腺中產生胰島素的T細胞所造成的。

可見，免疫系統的任何不平衡，都會導致我們人體遭遇到傳染性疾病或退化性疾病；反之，正常的免疫功能就能最大限度的降低我們生病的機率。當然，免疫系統的健康，無疑是建立在整個身體機制的健康上才能是一個完整的正迴圈。保養免疫系統的營養素與整個身體的營養素都是密不可分的。

以下是一些能夠直接幫助強化免疫系統的營養素：

研究發現，於優酪乳（酸乳）中的**乳酸菌**能幫助身體對抗細菌和酵母菌的入侵。

維生素A能強化皮膚和細胞膜，防止細菌穿透進入。另外也可幫助某些疾病的恢復；**維生素**C在人體內具有多種作用，其中之一就是重要的抗病毒角色，能調節和加強整個身體的免疫水準，能有效地縮短感冒的時間和減輕症狀。

鋅能加強和刺激胸腺的功能，增強身體的免疫力。

松果菊能強化免疫系統，通過增加體內白血球的數量來對抗疾病；**綠茶**有抗菌的效果，能刺激免疫細胞的生長；**甘草根**通過刺激T細胞和干擾素的生長，來增強免疫系統；**黃蓮**是對抗疾病和感染的天然抗體

當然，能對免疫系統起作用的絕不是只有以上的營養素，我們一再強調，人體營養素從不是單槍匹馬運作的，而是互相依存和配合，所以全面且均衡的營養攝入是基本條件。

相對於複雜的免疫系統，體內的**抗氧化系統**似乎要簡單一些，我們自身在不同的環境和條件下會產生出具有抗氧化性質的物質，主要是一套抗氧化酶系統：像穀胱甘肽過氧化物酶、超氧化歧化酶和過氧化氫酶，還有觸酶、

輔酶Q_{10}等等，用以捕獲和中和我們的身體內因化學反應所產生的各種自由基，而同樣，這些體內的營養素要正常產生，沒有充分、全面、均衡的營養也是不可能的。

遺憾的是，現今我們對免疫系統和抗氧化系統的需求或許已經超出了它們原本的能力；也許是我們的免疫系統沒有得到任何間歇，工作得太辛苦，所以它們衰老的格外早——它需要外來的支援。事實上，我們免疫功能的衰老悄然開始於30歲左右，例如我們每個人胸骨上端的胸腺，一定意義上來說，它是我們一生中指揮和協調身體免疫系統工作的總管。當我們出生時，它比心臟還大；青春期後，它隨年歲萎縮；一般到40歲時，在X光下已很難看到胸腺了；到60歲時，它僅剩下殘存的組織。胸腺的萎縮是衰老最明顯的標誌和徵兆之一。可喜的是，現代研究證實，身體內如果有足夠量的鋅（約30毫克）就可以使65歲的人的胸腺重新恢復工作（當然還是要強調，任何補充都需要是在全面且均衡的補充的基礎上）。而我們自身的穀胱甘肽（抗氧化劑的一種），需要有足量的維生素C、維生素E、α-硫辛酸和輔酶Q_{10}的網絡作用來加強它的功能，以對付我們現在所處的變質了的伊甸園。

五、內分泌系統

內分泌系統包含甲狀腺、胸腺、腎上腺、生殖系統的分泌腺等，它運作一系列無意識的生理過程，分泌出各式各樣的化學資訊傳遞因子「荷爾蒙」，並經由血液進入人體的組織和細胞，調節和管理全身的新陳代謝、成長、衰老、性別…….等所有的生理活動。我們可以將內分泌視爲一個對內管理系統，與神經系統的運作（有意識的對外資訊處理）息息相關。**人們生活中遭遇的種種壓力，如憂鬱、沮喪、焦急不安、憤怒、生氣、極度悲傷等，一般都會造成內分泌系統不同程度的混亂**，如果長期處於這些狀態之下，最後必然是引起器質性病變。很多被認爲是壓力所引起的疾病，其實就是肇因於內分泌失調。

內分泌系統的混亂，可以說是我們人體對內指揮和操作中心的程式出了差錯。就像大家所熟知的狀況：如果體內沒有碘的適量存在和鈣的正常代謝，甲狀腺系統就不能正常工作，人的整體新陳代謝速率就會混亂。因此，體內荷爾蒙等因子的正確合成同樣也是離不開豐富的蛋白、維生素和礦物質等營養素。

六 泌尿系統

泌尿系統主要包括了腎、輸尿管和膀胱。

我們應該怎樣理解腎的作用呢？

中醫認爲，腎是精氣活力之所在，主水。

而從西醫和營養的角度來看，腎上腺激素的分泌以及腎對體液酸鹼度的平衡調節都確實對生命至關重要。

同時，腎是我們人體內和肝臟一樣重要的排毒器官，但與肝的解毒機理不

人的泌尿系統由腎、輸尿管與膀胱組成

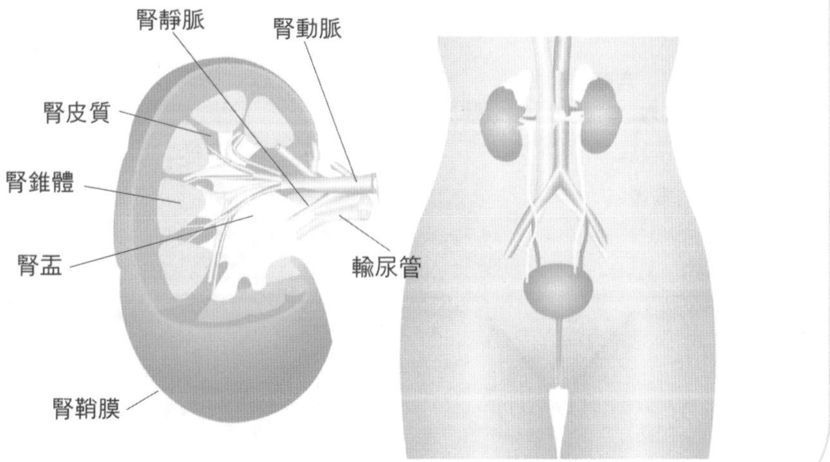

腎靜脈
腎動脈
腎皮質
腎錐體
腎盂
輸尿管
腎鞘膜

一樣，可以說，腎是我們的一個回收調節中心。每一分鐘，就會有約一公升多的血液通過腎，每天大約就有1500－1800公升的血液因循環而被送到腎中去清理；也就是說，我們約1／4的血液（人體大約有5公升的血）實際上總是在腎中流動、分離和清理。

血液中99%以上的物質（葡萄糖和有用的礦物質如鉀、鈉等，及大部分的水）會回到身體，而少於1%的廢物則隨尿排出體外（1.5－1.8公升）。大約每50分鐘，我們全部的血液就被洗一次。腎的清洗任務主要在確保三點：產生尿（排除沒用和有害的物質以及蛋白質的代謝產物尿素）；身體得到足夠的水；確保血液中的礦物質濃度和血壓的穩定。

七 消化系統

如果要明白的理解有關一日三餐常量營養此一關鍵問題，消化系統就是我們需要詳細認識的部分。這個系統包括：嘴、舌頭、唾腺、食道、胃、胰腺、膽、肝、小腸（十二指腸）、大腸和結腸（以及退化的盲腸）、肛門。

消化系統包括 嘴、舌頭、唾腺、食道，胃、胰腺、膽、肝、小腸、大腸和結腸、肛門等

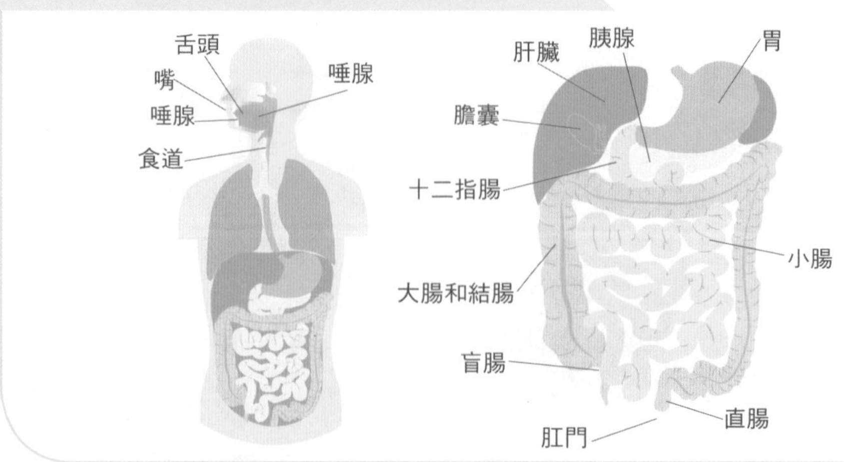

1.嘴：嘴內的活動，能讓食物變軟、容易吞咽，同時澱粉在唾液的澱粉酶的作用下，開始分解和消化出醣（嚼米飯麵食時的甜味）。

2.胃：儲存、混合和溶解（有點像是我們人體的廚房）。伴隨著胃的收縮運動，食物會在胃中攪拌停留2－3小時，這一過程主要是接受胃酸（主要成份爲鹽酸，pH2.5）的化學消化並殺死細菌及微生物；同時，胃蛋白酶在鹽酸的激活下變爲胃蛋白酶原，它比胃蛋白酶更活躍，能進一步有效地的對蛋白質進行分解。另一種叫黏蛋白的物質在這一過程中也很重要，它保護胃膜，同時又能幫助食物碎化。

3.十二指腸（小腸上端）：當食物離開胃的時候，是一種完全溶解和部分消化了的柔軟而細碎的糊狀物。但食物要變成我們身體能接受的營養，還需要一個真正的消化過程，這是在3.25公尺長的小腸中進行（更確切的說，是在小腸上端的十二指腸這30公分中進行）。在這一過程中，實際上是**肝、胰腺和膽囊**在聯合工作。首先，胰腺和肝先後分泌出碳酸氫鈉（NaHCO3）來中和從胃裡出來酸性很高的乳糜（即腸壁的淋巴液），在這個過程中，它們分泌出不同的酶、激素來消化蛋白質和脂肪；而膽汁則在脂肪的消化中具有重要的作用。食物在小腸中需花上4－6小時消化，有用東西會被分解爲很細小的東西，經由小腸空腸部分的絨毛吸收進入血液運往全身，而廢物和纖維素就繼續前進到大腸。在1.5公尺的大腸中，細菌會進一步將一部分可分解的纖維分解，而大部分則進入結腸排出體外。

4.肝：在消化系統中，我們應重點說明一下肝臟的功能，人體的健康離不開肝的正常運轉，一旦肝臟的結構和功能受到嚴重的損害，給人帶來的將會是滅頂之災。看看肝重要作用，你就知道這決不是誇張和故意聳人聽聞。

肝是人體第二大器官，是人體最大的分泌腺（消化腺）位於身體的右上腹部，借一層很薄的橫隔膜與胸腔分開。成年人健康的肝重約1200－1500克，是一不規則的楔形，紅褐色，質地軟而脆。迄今發現，由肝合成的酶有600多種，其中有些是肝中獨有的、或在肝中活性最強。其消化作用的重要部分，就在於分泌儲存於膽囊的膽汁，使其與酶產生催化作用，或許這就是「肝膽相照」的最佳寫照。

肝是身體物質代謝的樞紐，是人體的中央生化工廠。它的耗氧量占全身耗氧量的20%（工作量大！僅輸給耗氧量第一的大腦，約20－25%）。肝在醣、蛋白質、水、鹽（礦物質）及維生素的合成、轉化、分解和代謝中占有獨特而重要的作用。以醣爲例，肝合成和儲存糖原的量最多，可達肝本身重量的10%，約爲120－150克，而肌肉儲存的糖原量僅占1%，腦和成熟的紅血球則沒有糖原儲存。

肝還有葡萄糖新生的作用途徑，能使胺基酸、乳酸、甘油脂肪類等非醣類物質轉爲醣，以保證身體對醣的需求；另外，肝有葡萄糖-6-磷酸酶，可以將儲存的肝糖原分解爲葡萄糖釋放入血液，以維持血糖的穩定。而肌糖原卻因爲沒有相應的酶而不具有這些功能，不能降解糖原。

肝有非常重要的生物轉化作用。人體存在不少非營養性物質，它們不能構成細胞和組織的一部分，也不能氧化供能，其中一些對人體還有一定的生物效應或毒性作用。身體在排除它們以前，肝要將其進行各種的生物轉化代謝。易言之，肝是體內生物轉化的主要器官。

這些非營養物質可分爲內源性和外源性兩種：

內源性：包括激素、神經傳遞物質、胺類等有強烈生物活性的物質，以及氨、膽紅素等對身體有毒素的物質。當各式各樣的激素在發揮過它的調節作用後，就會在肝中轉化，降解或失去活性。

外源性：我們人體接觸到的外來化學物質多達幾萬種，食品添加物、色素、酒精和各種類型的處方藥，另外還有腸道產生的腐敗產物：氨、酚、膽紅素（它對大腦的損傷是不可逆的！）和硫化氫等。要注意的是，生物轉化作用的一部分是使生物活性降低或消除、使毒性降低或消除，或是將一些物質的溶解度增高，變爲易於從膽汁或尿液中排除。像尿素就是在肝內和血液中的「血氨」（對腦組織具有很大的毒性）合成而完成解毒的。但是也不要將生物的轉化作用僅單純的理解為解毒，因為有的藥物也是要經過肝以後才能產生活性，像普林類、大黃類等藥物。

肝能將沒有用的醣變為脂肪（三酸甘油酯），然後運到肌肉中儲存起來（脂肪在最小體積中能儲存最多的能量）。

八 人為何達不到人體自我的極限？

在我們的身體中，以上各個系統其各自的責任是很明確的，然而彼此間卻也互相依靠。如果一個系統在一定程度上出現了損壞，身體就要進行一系列的調節來補償，以達到它原本應有的功能。例如，如果一個人將其中一個腎切除了，另一個腎的體積就會慢慢長大，力圖達到原來兩個腎的功能（這是一個很艱難的過程）。但人體系統也是有其極限的，一個器官被切除後，如果人體自身不能補償它原有的功能，便只能依靠外來的方式作為補償——而這樣的補償往往會變成終生的負擔。例如，像切除甲狀腺的人，就只能終生服用甲狀腺素以作為器官原始功能的補償。

由於每個器官都有它特有的生存和運作條件，因此，充分供給身體運作所需要的營養物質，就是我們給自己的器官和人體系統最好的保護，這是我們可以做到也應該盡到的責任。

總的來講，當我們生命誕生的第一天（精子和卵子結合的一瞬間），我們身體就開始了每時每刻、每一瞬間的成千上萬個化學反應。人體總是不間斷地在分解外來的營養素，然後將它們重新合成為身體構造所需要的物質，同時提供生命活動所需要的能量。這整體過程也可概括為一個大而複雜的氧化反應。氫、氧、碳、氮等各種元素以不同數量、分子結構，進行不同排列，組合形成了我們人體的各種不同類型的細胞，讓我們生活、成長、成熟、老化，最終又變成了最原始的元素而回歸到大自然。

我們生命的一個突變，是離開母體，開始自己從外界攝取營養素，身體的各個系統自己來複製自己的細胞。如果我們在一種理想狀態下來進行以上的過程，每一步都到位、有條不紊、善始善終，那麼我們的生命或許就能真的就會達到極限，我們應該能活到約120－140歲。但遺憾的是，人類還沒有活到預期極限的先例。

爲什麼呢？因爲像上面所講的理想狀態，在**生命過程的每一步中都有很多條件而且條件也很嚴格**，如果其中任何一步出了差錯，都會影響到下一步。我們人體是一個開放體系，外界條件的變化無時無刻都在影響著我們身體內部的化學反應……。人類在不顧一切的追求現代化生活和現代文明的當下，雖然我們的確享受到了現代化方便的同時，我們也同時在採摘現代化文明的惡果。讀者中有些人可能熟悉英國作家狄更斯的小說《雙城記》，其中有這麼一句話：「這是一個最好的年代，也是一個最糟糕的年代。」這或許也是對現在時代的確切的描述。我們面臨著各方面巨大的挑戰，其中之一就是如何面對目前發展越來越嚴重的退化性疾病的威脅。癌症、心臟病、中風、糖尿病、骨質疏鬆症、各類關節炎以及老年癡呆和帕金森氏症候群，這些都是目前在人類最普遍存在、威脅性最大的疾病類型。這7類退化性疾病（目前認爲，退化性疾病至少約有60多種）逐年趨於年輕化，統計顯示，已經有25%以上的年輕人正處於退化性疾病的早期階段，這些疾病已經不再是5、60歲以上的人的「專利」……而另一方面，80%多的65歲以上老人，也都至少與其中一種退化性疾病奮鬥中。

在這樣惡劣的年代中，很多人因此憂心忡忡，感到無處躲避。毫無疑問，逃避的可能性是趨於零的，就算我們人類能夠把自己搬到外太空去，我們不久也許又會製造出一個和現在同樣糟糕的地球，而且說不定還更快；我們要做和能做的，其實就像著名的物理學家居禮夫人所說的那樣：世間任何事物都沒有什麼可怕的，最重要的是理解——也就是說，首先要知道問題出在哪？

九 造成當今社會退化性疾病災難的原因究竟是什麼？

人類社會生活的急劇現代化，給人體原始構造帶來巨大的衝擊——人體功能失常、器官過早老化……是的，人類自認爲是地球的主宰，但其實也只是地球的產物之一，人類不可能主動且迅速地進化和適應這個因人爲影響而巨變的地球，退化性疾病無疑的正是我們人類必須面臨的一場災難。

確切地說，這正是我們人類的愚蠢和貪婪所帶給自身的一場災難。那麼具體地說，造成當今社會退化性疾病大幅度增加的原因究竟是什麼呢？

1 營養失調和錯亂：

現代的人們，物質生活相對富裕，交通和通訊的快節奏迅速改變著人們的生活方式，現代人往往會大量攝入高脂肪、高熱量的速食，或精緻加工的食物與半成品。據統計，許多人日常卡路里攝取中竟有35－45%甚至更多都來自脂肪，而富含維生素的蔬菜、水果及其他未加工或粗加工食品攝入量越來越少。這種高能量、無營養的食物將造成嚴重的營養失衡。

1984－1987年，美國康乃爾大學Dr. Campbell、英國牛津大學Dr. Peto、中國疾病預防和控制中心的陳君石教授、中國醫學科學院腫瘤研究所的黎均耀與劉伯齊教授，共同主持一個在中國的有關膳食、生活方式和疾病死亡率的流行病學研究。這個研究在人類的營養學歷史上是一個重要的里程碑，《紐約時報》稱之爲營養學的金字塔式工程。

這個調查的結果，讓西方人對華人傳統的低脂肪、多雜糧和菜蔬的膳食結構引爲重視，而對他們自己的高脂和高醣膳食結構產生了巨大的衝擊和反思。正是受這個調查報告的影響，美國人、特別是受過教育的中產階級，開始試圖改善他們生活方式；但遺憾的是，這個調查報告似乎卻沒有給亞洲的華人帶來警示；更遺憾的是，追隨著西方現代化腳步的我們，卻也步上西方飲食上的彎路，非但沒有保持自身飲食結構中的長處，反而以比西方國家更瘋狂的速度和力度，迅速地把自己的家園變成垃圾食品的天堂。這代表的到底是進步還是退步？這種商業化的繁榮將給我們的下一代帶來什麼樣的體質？

營養失衡的另一重要原因，是對土地長期且過度的不合理使用。一切要回到 1940年說起，當時的農場和化肥製造商一起要求美國國會批准關於氮磷鉀化肥的生產，他們希望能藉此提高作物的產量。而科學家們卻對這種「給土地和作物僅提供3種主要營養素」的作法提出質疑和反對；他們指出，農作物不可能僅靠著3種元素就可以良好生長，必然要同時要吸收和消耗掉土地的其他營養素。因此，這樣的施肥方法會導致土地的營養素失調，土地營養失調的結果又會使農作物生長不健康——而人類是食物鏈上的第一鏈，將是使用化肥的第一位受害者。

這種不吉利的預測和描述令人不悅，然而事實卻讓科學家們不幸言中；更嚴重的是，就像是對溫室效應的預言，實際的環境惡化比科學家們預見的速度要快得更多。土地很快地營養失調，致使農作物生長和發育出現很多不良症狀、發生各種病變，於是人們又開始研究如何用農藥對農作物進行病害的治療，於是惡性循環就形成了——人類就這樣把自己送進「現代化」的軌道，同時也把自己送進巨變的伊甸園。

簡言之，自20世紀40年代開始，逐步過量使用僅含氮、磷、鉀的化肥和長期單作的方式，使土地中微量元素失調及嚴重缺乏，造成農作物的生長缺少了很多微量元素。另外，爲了提高商業利潤而過早收穫、採摘和人工儲藏水果；食品長距離運輸和深加工；爲了商業目的而不適當和過量地使用人造添加劑……等，這些行爲，不但使原本就有限的微量營養素幾乎喪失殆盡，同時卻又增加了許多我們體內根本不需要、甚至有害的物質，而在這樣惡劣的情況下，如果再加上不適當的烹調方式或是偏食，那就更是雪上加霜了——常量和微量營養的失衡，看來已經是順理成章的後果。

毫不誇張地說，儘管我們每天正享受著人類歷史上最豐富的美味佳餚，可惜的是，這也許僅是我們味覺、視覺和單純能量上的滿足；而實際上，人體卻處於人類前所未有的營養混亂和營養缺乏中。據統計30－45 歲的男性中有高達65% 的人營養失衡，其中 30% 情況嚴重。

常量和微量營養全面失衡的直接後果是各類細胞發育不良、不健全、功能失調、更新複製受阻，甚至無法正常死亡和更新。虛弱甚至畸形的細胞不僅擔當不了它的責任，更抵擋不了任何不利因素的攻擊。所以營養失衡的人或許表面上看起來肥肥胖胖，似乎沒有其他明顯不當之處，實際上卻是一隻不堪一擊的紙老虎。

2 長期的自由基侵害：

自由基極易發生反應，而人體的氧化反應中容易產生有害物質，會損害人體的組織和細胞，進而引發退化性疾病、衰老，甚至是癌症等可怕的後果。

參看下圖，我們生活在一個充滿自由基的世界中，如何來保護自己的健康將是一場嚴重的挑戰：

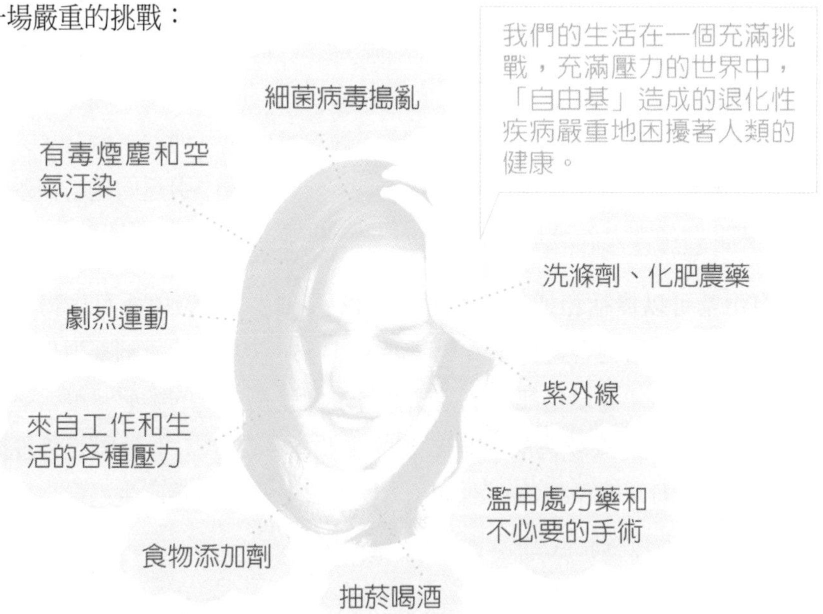

自由基的來源

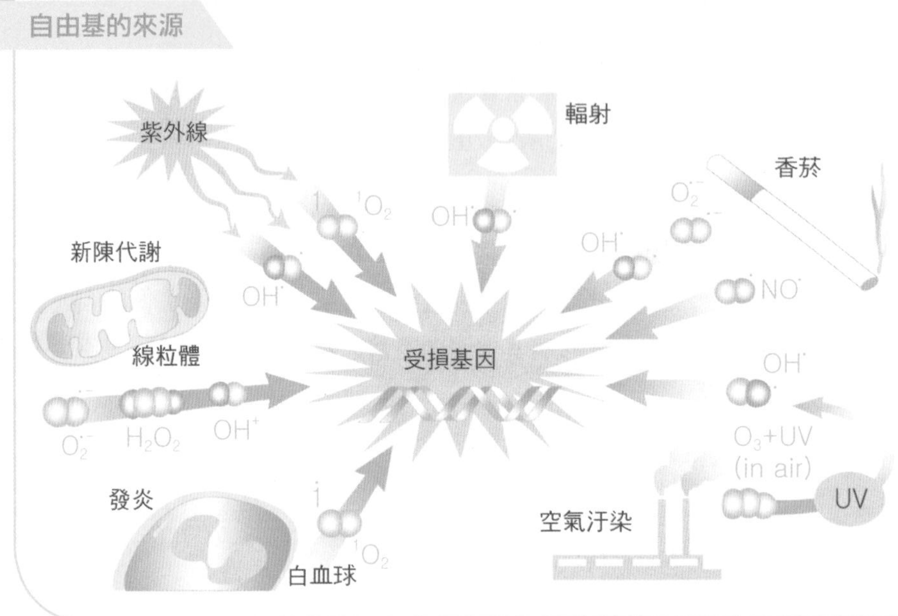

從以上兩個直觀的圖解，可以這樣理解：如果我們將退化疾病的根本原因歸結爲人類社會的因素，那麼**所有這些不利因素，最終將會以形成自由基的方式，侵犯人體的最根本單位——「細胞」—— 的健康存在和正常更新**。換言之，無論從人體本身結構，或說從人體營養學、細胞營養學的角度來講，這就是目前公認的、且在臨床上亦得到證實了的「自由基」理論。總之，人類正處在一個急劇現代化的過程中，所有的有害因素在人體中引起的是自由基的大量產生，因此將侵害人體最基本的單位，「細胞」的正常功能。

自由基可以概括和通俗地理解：可以引起我們身體內所有生物化學反應混亂的不利或無用的帶電因子。而我們的身體是一個每時每刻都對外開放的體系，因此外界的任何變化都會給我們身體一個不同程度的衝擊。簡言之，當今工業社會所造成的環境污染是自由基的主要外部來源；不合理的營養攝入、過度的精神壓力、濫用藥物、不良的生活方式等則是內部產生過剩自由基的根源。我們實際上是處於自由基的內外夾擊之中。

3 不良的生活方式，自身對身體和生命的不尊重與糟蹋

雖然明知一支香煙會產生2兆個自由基，卻還是有無數人樂此不疲；明知大量飲酒會傷肝，卻還有人對此毫不介意，前仆後繼地加入脂肪肝、肝硬化甚至肝癌的行列；而明知運動不足和高脂食物的大量攝入會造成肥胖，肥胖又是百病叢生的先兆，其中又與糖尿病和心血管疾病的關係最爲密切，但人們仍是照舊的過著他們「日常」的生活。

在這裡我們要特別提到遺傳的問題。當人們剛開始應戰這場退化性疾病災難的初始階段時，有一種觀點曾將遺傳的重要性提高到50%以上，甚至達到60%－70%的比例。然而，在許多臨床實驗追蹤1、20年後，人們才發現事實並非如此。不利的遺傳因素固然不可忽視，因爲自由基的侵入往往是先攻擊人體體內的遺傳薄弱環節；然而，遺傳可能最多只占20－30%的因素，我們的健康主要還是取決於我們自己怎樣生活和對待自己的身體。當然，遺傳中的不利的因素仍不該被忽略，但真正的問題應該是如何通過自己的努力而盡可能不讓遺傳中隱性的不利因素被激發出來（請參閱本書第四章）！

由於**退化性疾病的發展一般來説相當緩慢，而且多數又都是在不知不覺中進行，因此一些研究學者將之稱為「無訊號的疾病」**。的確，絕大多數人對此並沒有特別的警覺，人們往往只看見周圍的人生了病，卻從來也不認爲這與自己有什麼關係（或不願意將自己與此聯繫起來）。但上天也許是公平的，每個不注意保護自己的人，就會有更多生病的可能。一些科學家們認爲：如果不好好地注意與預防，**人們得到癌症的機率就會像一個硬幣的正反面一樣**——這並不是聳人聽聞。人們往往很容易震驚於災難性事件中的傷亡數字，殊不知單是北美地區每天就有280多人死於心臟病，這相當於一架大型客機失事的死亡人數；年輕人自以爲與疾病無關，殊不知已在呑雲吐霧和大吃大喝中提前迎來退化性疾病的光臨。

人們漸漸的習慣性認定，這些退化性疾病是人類自然老化過程中的必然結

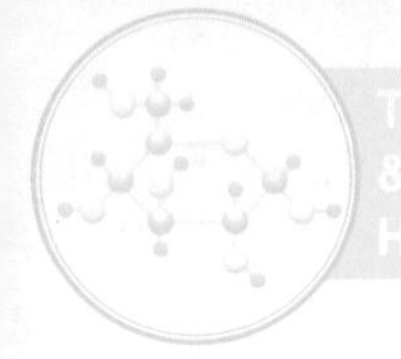

果，但請試想：爲什麼在20世紀初，心臟病還非常罕見，但到了現在爲何卻成爲許多國家的頭號殺手？在1907年之前從沒發生過老年癡呆的病例，到如今85歲以上的老人卻有40%的人難逃厄運，這又是爲什麼？我們這一世代與上一代的人相比之下，糖尿病的發病率爲什麼上升了600%？

這些嚴峻的事實難道還不能引起我們的警覺和思考嗎？

美國1900－2005年心臟病死亡人數的趨勢資料
（來源於NCHS和NHLBI，2005年初資料）

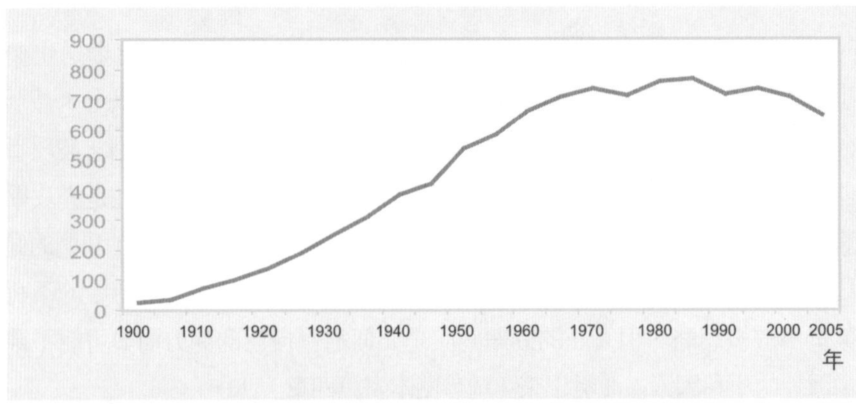

我們再來看一個最新且重大的研究成果，藉由此，我們可以從另一個角度看到，身體自身功能的正常才是身體戰勝疾病和保持健康的根本。

在此之前的抗癌研究，往往都只側重於「爲什麼長癌和如何治癌」，但卻沒有思考過：「**為什麼在同樣情況下有的人就不會得癌症呢？**」所以說，這個另闢蹊徑的研究成果是來自於具有高度素養的科學家們的反向思維和長期細心觀察的結果。

美國維克弗斯特大學（Wake Forest University）病理學系副教授崔征與研究人員在2006年《國家科學學院公報》上刊登的研究報告指出，他們在7年前的實驗中爲一批老鼠注射肉瘤細胞，這種癌細胞的威力強大，動物注射後必死無疑；但崔教授發現，其中有一隻老鼠並沒有死亡，一開始他們還以爲是實驗過程出了問題，於是再爲牠注射100萬倍的劑量——但牠依然奇蹟般地活了下來。崔教授爲此大感驚訝，於是替這隻老鼠繁衍後代，至今已繁殖到第14代。研究人員發現，牠4成的子孫（即超過2000隻老鼠）都有跟牠相同的抗癌性，顯示這種抗癌特質是遺傳性的。

之後，崔教授和同伴們將這些能抗癌的老鼠的白血球注入其他普通老鼠體內，再爲它們注射癌細胞，結果顯示，老鼠們都能迅速康復過來，而有些老鼠連發病都沒有。實驗證明，這種抗癌力可通過白血球的移植，轉移到沒有血源關係的老鼠，有助治療和預防癌症。據英國《每日電訊報》2007年9月20日報導，崔征博士在劍橋大學舉行的抗衰老會議上公佈了他在免疫細胞研究方面的新發現：在**不同人體身上提取的免疫細胞，其抗癌方面的能力大不相同，療效可以相差近50倍**。崔征領導的研究小組從包括癌症患者在內的100個志願者身上提取了粒性白血球，並將這種免疫細胞與子宮頸癌細胞混合在一起。實驗結果顯示，身強體壯的志願者其捐贈的細胞在24小時內殺死了最多近97%的癌細胞，而生命力差的免疫細胞則只殺死了2%。研究還表明，超過50歲的捐獻者的免疫細胞的抗癌能力低於平均值，而癌症患者提供的免疫細胞的抗癌能力就更弱了。

雖然這個實驗的規模也許不夠大，但至少仍已明顯的體現出一個重點——**健康人體的免疫細胞是我們身體最根本的守護神**，它的威力，揭示了人類能夠

實驗證明，健康的免疫系統是我們戰勝癌症的根本所在，而優質的營養又是免疫系統能夠健康的保證

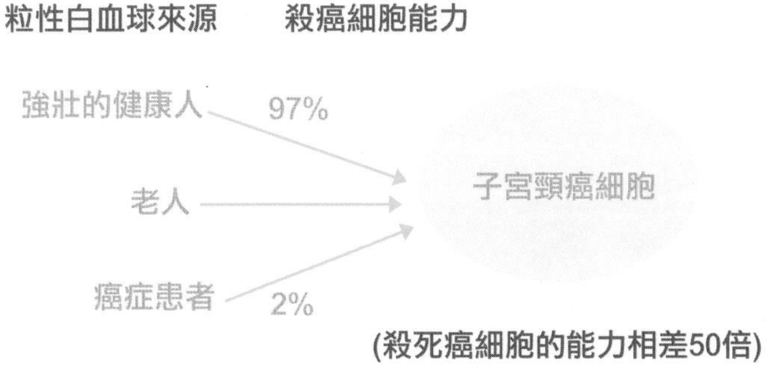

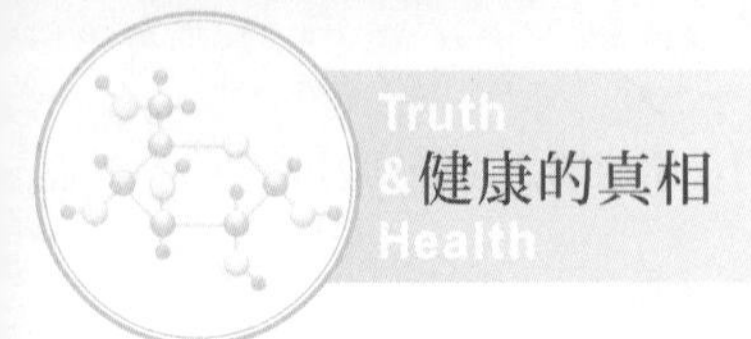

戰勝癌症的實質性希望。

毫無疑問的是，先天的基因固然重要，但如果先天有缺陷，後天的保養就至少能降低隱性的不利因素被激發的可能。而要加強和鞏固身體自身免疫功能的健康，其中一個重要的因素，就是要給予身體全面、充分、多樣化和適量的常量營養和微量營養。

環境的變遷，人類的器官功能正面臨「臨界點」的考驗。人類的身體構造將面臨又一次提升，還是讓其繼續過地早走向衰退？即使人類已逐漸從被毀壞的環境中澈底醒來，但就算能改善地球的大環境，那也必定要花費很長的時間。於是，讀者可能又必須要回到這一章開始的問題：我們的身體結構是否能夠因應當前的環境？

從疾病襲擊人類的現實，和與疾病對抗的多種正面研究結果顯示，對於這個問題，我們的答案是樂觀的。如果說現代醫學將人類從細菌的威脅下解救出來，那麼人類的又一次自救，就要寄望於現代醫學和營養醫學的相輔相成。營養醫學以加強身體自身的功能作爲思維的出發點，必將是人類健康的又一個普羅米修斯，讓人類有希望走出退化性疾病的黑暗！

一句話，從我們身體的功能和構造機理來看，我們不必對目前的現狀悲觀，我們所能做的，就是在這個巨變過後的伊甸園中，用現代營養學的科學成就去保護、維持和加強身體功能的協調。維護我們自身健康的機會，大部分依然握在我們的手中，一切都取決於我們如何對待自己的生命和健康！

充分引導人體自身的能力，養護人體這部不斷更新與變化的機器

廖曉華／田洪均

保持健康是一種責任，看起來沒有幾個人認識和自覺到這個責任是對身體和生命的一種道德行為。

——海伯特．史彭斯（1820－1903）英國哲學家

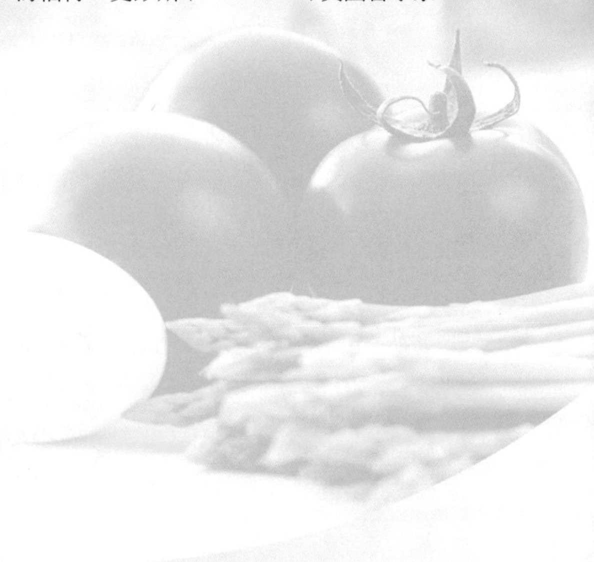

「人是鐵飯是鋼」——人體和常量及微量營養素的關係

這一章要講的是，什麼是**優質營養**？

全面、多樣、適度、均衡的三餐**常量營養**，和適當補充**微量營養**組合群，這就是優質營養的全部含義。

常量營養素	微量營養素
水 碳水化合物（醣） 蛋白質 脂肪 纖維素（複雜碳水化合物）	維生素 礦物質（微量和痕量） 生物類黃酮 （植物化學成分或植物抗氧化劑）

西方有這麼一句話：「We are what we eat.」我們的身體（健康）來自食物，或確切的說，來自我們從食物中所得到的營養素。東方也有這麼一句話：「人是鐵飯是鋼」又說「吃五穀生百病」，這兩句話其實就是對我們每天飲食的結果所能做出的最全面概括：**我們的健康來自食物，我們的疾病也是來自食物，**問題全在於你怎麼吃。

在環境日益惡化的狀況下，在科學與商業交織而創造出一個資訊空前發達的今天，每天都有資訊告訴你「新發現」和「新成果」，告訴你這樣吃、別那樣吃。因此，我們現代人和食物的關係在某種意義上變得比任何時候都微妙。我們對食物又怕又愛，吃起來多多少少都有點心理負擔，這真是現代化的苦惱！我們不能完全盡興地享受上天給予我們的「吃的樂趣」，的確有點遺憾。

其實，客觀地從科學的意義上說，自古以來任何食物帶給我們的都是有好有壞，但特別是在我們短時間內吃大量單一食物或長時間內重複進食單一食物時，不利因子似乎比有利因子更有機會以較快的速度累積。尤其是在今天，我們生活在一個完全被人類改變了的地球，而且不幸的是，我們個人沒有力量去改變大環境，即便整個人類澈底「覺悟」想要扭轉環境的劣局，其結果也不是我們這一代人可以盼見成效的。所以除非到人煙稀少的地區去自己耕作和生活，才能免除現代化的災難面。只是這恐怕不會是我們大多數人的選擇和有可能的機會。

總結來說，面對現在惡劣的環境因素，我們就像在海上駛帆，雖然不能控制風速，但我們卻還是可以調整風帆——在許多時候，這幾乎是你唯一的選擇。面對食物我們不需要憂心忡忡，而是應該重視自己的一日三餐，享受美食所帶給我們的生活樂趣；同時，我們也要正確使用科學成果，給自己身體補充最好的和必要的微量營養素；最後，也要恰到好處地活動我們的身心，讓我們的身體功能運轉良好。一旦我們身體的功能呈現一個正循環，我們的人體就將會奇蹟般自動吸收、使用食物的精華，並將廢料排除——於是這部正常運轉的機器就絕對有可能發揮到它的極限。簡言之，我們相信維護自身身體健康的機會，絕大部分依然掌握在我們手裡，一切都**取決於我們如何對待自己的生命和健康！**

如果我們用幾個原則來略述一下微量營養素和我們一日三餐的常量營養素之間的關係，那就是：

① 微量營養素的補充是建立在常量營養均衡的基礎之上。

② 數量優化、比例恰當、組合全面和生物利用率高的的基礎營養素群，是微量營養素補充的基礎。

③ 功能性營養品（優化劑：針對某一特定器官或功能改善的營養品）的補充是建立在基礎微量營養素群之上。

我們可以從下面簡單的圖示一目了然地明白他們的關係：

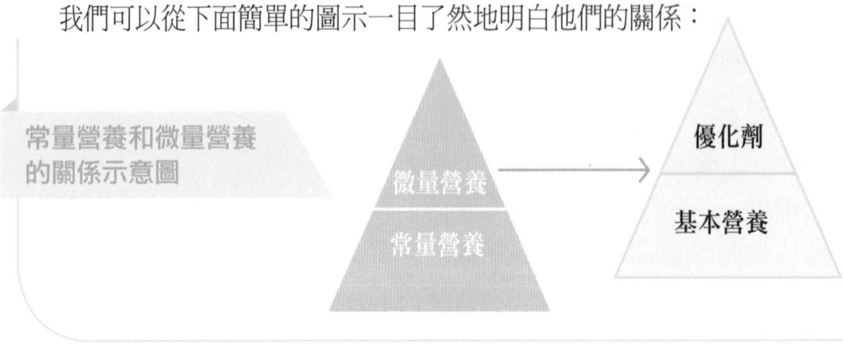

常量營養和微量營養的關係示意圖

微量營養
常量營養
優化劑
基本營養

如果用簡明扼要的道理來概括常量營養素和微量營養素的關係，我們也可以做這樣的比喻：常量營養素供給我們能量，供給我們建造我們人體的原材料（像蓋房子其根本的各種類型框架、磚頭、瓦片等），沒有它們，人體不可能存在。

又如果將我們自身比喻成一個電腦的話，也許把**常量營養素**看成是我們的「**電源和硬體**」部分；而**微量營養素**我們則不妨將其看成我們人體這部電腦的「**軟體系統**」。如果沒有這個軟體系統，我們身體這個軀殼是沒有生命力的。

微量元素在我們身體內形成的酶和荷爾蒙等，是不可替代的催化和協調劑——無論是消化、分解外來食物，將其確實變成我們身體所能利用的原材料；還是進一步將這些原材料代謝爲我們身體所需要的物質；抑或在抵禦體外環境和外來干涉的防衛——它們都是必需的。沒有這些微小的物質，我們人體內的生物化學過程早晚會支離破碎；如果它們只是一時的不足，大腦和內分泌系統還可以指揮和調節（請參閱本章第三節〈人體物質代謝的平衡與調節〉），但當長期不足時，遲早會超出人體系統調節的極限而出現各種不同類型的問題，最終導致過早衰老和各種退化性疾病。

微量營養和常量營養的充分、全面、平衡、適量、成比例和多樣化，聽起來似乎是一個理想境界而遙不可及，但實際上卻並非如此艱難。其實，你只需要懂得一些重要的基本知識、悟出自己的「方程式」、養成一種習慣、並重新燃起燃你對健康的渴望和承諾——然後你就會發現，這不僅不難，而且非常有趣！

以下要繼續與你分享的，就是這些最基本的知識，和這些知識所帶來的樂趣！

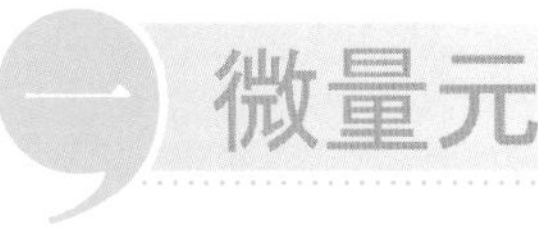

一、微量元素

「維生素，如果恰當理解和運用，它能幫助我們人類減少病痛的程度，是最具有充分幻想力的大腦也難以想像的！」
——愛德華．阿德爾伯特．多伊西（Edward Adelbert Doisy，1893—1986，1943年諾貝爾生理學或醫學獎得主）

有關微量營養素，我們在此以概括的方式列出要點，以便能對優化營養有一個全面的概念。

微量營養素的角色和它們的網絡協同作用，我們可以用一個具體的比喻：**整個微量營養素體系可以說是我們體內一支龐大的交響樂隊，其中每一個成員都必須出席**，而且都要能承擔自己的角色，如此，我們的身體才能演奏出一首完整、和諧而又有活力的生命之曲！

1 維生素的幾個特點：

A. 維生素的攝入相比碳水化合物、脂肪和蛋白質，是微量的（一般爲毫克級），這些物質本身不含熱量。

B. 維生素與身體裡的許多生物化合物的形成密不可分，像荷爾蒙、酶、蛋白質、神經傳遞元、RNA、DNA……等。一般來說，它們不一定是構成這些物質的一部分，但它卻能促成細胞中的化學反應和整個新陳代謝平衡，從而讓這些物質的形成正確無誤。而酶本身的形成往往就是離不開維生素和蛋白質的結合。

C. 維生素有脂溶性（維生素A、D、E、K）和水溶性（維生素B群、C）之分。所有維生素都是必須的，各有不同用場，不能互代，但可互相合作。

D. **大多數的維生素是不會儲存在體內的**，當天用不完就會排出體外，因此需要天天攝取。而像維生素A等的儲存，則需要保持一定的合理量和濃度。

E. 人類和許多動植物不同，無法自身製造維生素C，這也許是因爲人體缺少第4種酶而無法連鎖4酶合成維生素C；也可能是因爲在進化過程中喪失了這種能力。

2 礦物質的特點和基本作用：

A. 人體內的礦物質（Minerals），無論是主要礦物質（鈣、鎂等），還是其他的所有的微量元素和痕量元素，全部都來自地球，沒有一種能由細胞生成。

B. 我們每日所攝取的礦物質，僅占全部營養素的1.5%，它們的基本角色是：作爲絡合物的中心離子，和維生素一起形成酶和荷爾蒙，同時在人體生化反應中調節酸鹼度——因此，它們實際上是**參與所有新陳代謝的過程**，沒有它們，其他營養素都不可能得到有效的利用。

C. 許多礦物質本身就是抗氧化劑，像大家最熟悉的硒，就是以硒蛋胺酸的形式來發揮作用。而好的礦物質補充品則會提供由最好分子配方所螯合成的重要礦物質群。

3 生物類黃酮抗氧化劑：

在這幾年，沒有聽過「抗氧化」這詞的人恐怕越來越少了。生物類黃酮（依化學結構）、抗氧化劑（依功能）、植物化學成分或植生素（依來源）……這些講的其實都是同一類物質，不過是從不同的角度來談論而已。如果說自由基和抗氧化劑理論，是生物化學領域在20世紀最大的成就之一的話；隨之而來的生物類黃酮抗氧化劑的研究，則是生物化學、醫學、營養醫學和營養療法領域中最有生氣和最快速蓬勃發展的部分。特別是最近幾年，各國、各種語言及各領域的雜誌所發表的各種成果和論述的文章，幾乎可以說是鋪天蓋地而來，讓人們感到應接不暇、撲朔迷離，同時又足以讓人們興奮和充滿希望。

生物類黃酮最早被發現的是「原花色素類」分子式（OPC類），於1979年被法國科學家 Jack Masquelier 從葡萄籽中發現。曾有很長一段時間，類黃酮被籠統的被叫做「維生素P」，但人們也很快地發現到，它其實不是一個簡單的「維生素P」所能描述的。

迄今爲止，有幾萬種生物類黃酮被發現，其中有4000種以上的生物類黃酮已經被定性和分類。對於生物類黃酮的定義，無論從化學意義上，還是一般科普意義上，也許都可以這麼說：生物類黃酮（Bioflavonoid）存在於自然界中，是一種以具有色酮環與苯環爲基本結構的類化合物的總稱（即其基本骨架具有C6－C3－C6的特點），廣泛分佈於**植物**體內。而生物類黃酮其中，有許多是一大類色素，對眾多植物、花和水果的顏色形成都有著巨大貢獻（我們的中藥材中的有效成分，很多都是屬於這一類）。

但對於生物類黃酮的分類，就像其他化學物質的分類一樣，本來就是一門化學界內頭疼的「學問」，學者專家們各持己見、各有道理。這大概是專家們的任務和樂趣。而從科普角度來說，分類對我們理解生物類黃酮並沒有實質性的影響，我們更想要知道的是它們的生理功能和對我們健康的有益之處。

因此，我們按早期的一個分類法，「生物類黃酮」大致有以下幾類：

A. 前(原)花色素類物質(OPC，Proanthocyanidins，Proflavonoids)：存在於很多植物中，特別是葡萄和松樹皮中含量較大，往往是許多OPC互相鍵和在一起。

B. 豕草花粉類和櫟精類：是最活躍的生物黃酮，同時它又是構成柑橘類黃酮的主鏈，像黃紅洋蔥、櫻桃、蘋果、綠花椰菜等，都含有此一類黃酮。

C. 柑橘類(Citrus bioflavonoids)：像芸香苷(蘆丁)、柑橘、玉米黃素等……。

D. 多酚類(Polyphenols)：最早是從日本一種山茶素植物中得到衍生物，用新鮮的葉子蒸即可得到。

也另有分爲黃酮類、黃酮醇類和異黃酮類的分類方式：

A. 黃酮類：主要有芹菜素(Apigenin(、木樨草素(Luteolin)、黃芹草素(Baicalein)等最常見。木樨草主要來源有金銀花、花生殼、野菊花。

B. 黃酮醇類：以山奈酚(Kaempferol)、槲皮素(Quercetin)、高良薑精(Galangin)、楊梅素(Myricetin)和蘆丁(Rutin，芸香苷)最具提取價值和應用價值。

C. 異黃酮類：主要包括，葛根素、大豆素、大豆苷等。存在於大豆中的異黃酮類化合物爲大豆素、大豆苷。

生物類黃酮的科學研究，其實在植物學界進行了一段不短的時間，科學家早就知道這些植物化學成分是在植物內作爲保護劑；但直到近2、3年來，人們才發現到它們對人類疾病具有預防作用，並開始用於生物化學、醫學研究和臨床實驗治療和醫療。到了現在，我們可以毫無疑問地說，生物類黃酮物質對人體具有廣泛的生理和藥理作用，它是植物內具有生物活性的物質之一。我們可以看到這一類物質具有很多功能：清除自由基和抗氧化；防止病原體在細胞壁的附著而能抑制炎症反應，發揮抑菌、抗病毒、消炎及抗過敏作用；調節免疫功能，對抗糖尿病；調節血脂、預防動脈硬化，具有抗心血管疾病的作用；防癌抗癌、調節細胞週期（抑制癌細胞分裂的能力）；調節婦女更年期症候群(有雙重雌激素一樣的作用)；抗人體功能性衰老；抗衰老性癡呆症；抗骨質疏鬆症的作用；……，其神奇和潛力是不可思議的，具有無限前景。

其中人們最熟悉的原花色素或前花色素類物質，是維生素C的輔助因子，可以讓維生素C發揮最大優勢和最大作用，而且加長其作用時間。不過維生素C和原花色素或前花色素類物質的生理作用並不能互相取代，二者是互相加強和合作，這種合作讓它們二者的作用達到最大和最好的發揮。另外，這類物質與其他抗氧化劑相比，有兩個更大的優點——它可以滲透血管（吸收率高，許多實驗證明它們可以被人體100%吸收）；而且還可以滲透腦屏障——也就是說，它們的抗氧化能力極強，特別是在修補微血管等方面。一般說來，像優質的原花色素或前花色素類如果處於一個抗氧化網路中，它的抗氧化能力將是維生素E的50倍，維生素C的20倍，而且可以互相協同再生。

在我們人類追尋真正健康的道路上，樂觀說來，**生物類黃酮抗氧化劑或許將能成為我們健康的守護神**之一，是有效的功能性營養。我們可以驕傲地說，本書附錄中列舉的優質營養補充品，的確是這一領域的先鋒部隊，特別是在生物類黃酮的運用上擔當了女媧補天的先行者角色。

而在某種意義上，我們也可以說西方對生物類黃酮的運用，實際上就是將許多古老的中藥概念和現代西方醫學定量的標準完美結合——中藥、歐洲的草藥和許多東方（印度、南太平洋地區）的草藥，幾千年來所用的其實大多就是生物類黃酮的生理和藥理作用。

當然，生物類黃酮儘管廣泛存在，但其含量很少，**人們往往無法從食物中得到足夠的量**，因此也有科學家們在研究如何通過基因改造以加強植物中的黃酮類活性物質含量。但就目前來講，想要充分攝取生物類黃酮，除了在一日三餐的均衡飲食中加強蔬菜水果的份額外，最好和最快的辦法就是用高品質的、含有多樣性的生物類黃酮的營養補充品。

以上所講的是微量營養素的基本知識。而所謂的**「微量」是針對「常量」**而言，因爲這三大類微量營養素的攝入通常是以**毫克**(mg)或**微克**(μg)來計數，而我們每天所攝入的常量營養則是以「克(g)」或是「盎司(oz，約28克)」來計算。數量上雖說是數千倍之差，但少了這些小得可能看不見的物質，我們的身體就無法正常運轉；更重要的是，這些看不見的物質及其互相精密協作，從長遠的意義上是絕對缺一不可的。就像前面所講的，微量營養的組合像我們身體內的一支龐大的交響樂隊，要讓我們生命的樂章能成功的演奏，這個樂隊的每一個成員都要到齊，並且要能奏出它所應該演奏出的聲調。而我們自己所能做的就是供給我們的身體盡可能充分的這些營養素，讓他們去協作和演奏我們所要的生命之曲！

二、常量元素

「每天吃飯是必要的，但要吃的科學和聰明就是藝術了。」

——弗朗庫伊斯、德、拉、羅車夫科爾德

1 醣(碳水化合物)：

在最初發現醣時，由於它的氫和氧的比例和水一樣，而且又含碳，於是就把醣類叫做碳水化合物。但後來其他有些化合物與此組成相同，但結構和性質都很不一樣，像乙酸，顯然這時候再把醣類叫碳水化合物，從化學上就不合適了；只不過人們似乎對此已成習慣，於是在很多時候我們還是稱呼醣類爲碳水化合物。

A 單醣、多醣和纖維素

醣是一大類只由碳（C）、氫（H）、氧（O）組成的有機化合物。其中H和O的比例和水一樣2：1，可分爲單醣（葡萄糖、果糖），雙醣（蔗糖、麥牙糖、乳糖）和多醣（澱粉、纖維素）。

所有的醣（除了纖維素）在嘴中就開始消化，但最終都要在小腸消化道中變成葡萄糖，依賴一個特定的載體，才能被小腸吸收，然後進入血液，又依賴不同載體（目前發現有六種）再進入不同細胞和組織。

醣是自然界中最豐富的物質之一，廣泛分佈在生物體內，其中約85－95%來源於植物澱粉。

醣在生命活動中主要提供碳源和能源，人體所需能量50－70%應來源於醣。1莫耳的葡萄糖完全氧化成二氧化碳和水可以釋放679大卡的能量，其中約40%轉化爲ATP（三磷酸腺苷，請參閱本章第三節），以供身體生理活動所需要的能量。

隨現代分子生物化學越來越多的研究證明，醣除了是關鍵的能量提供者，它也是組成人體組織結構的重要成分。如：糖蛋白就是人體重要結締組織，軟骨和骨的基質；糖蛋白和糖脂是細胞膜的構成部分，而且膜糖蛋白還參與細胞間的資訊傳遞，與細胞的免疫、識別作用有關。人體內還有一些具有特殊生理功能的糖蛋白，如激素、免疫球蛋白、與血型有關的物質和血漿蛋白。另外，醣的一些磷酸衍生物參與細胞核的許多重要生物活性物質的形成。

總之，糖蛋白和脂糖蛋白的研究進展必將向我們揭示更多細節的細胞營養過程和生命的奧秘。

B 醣的消化、吸收和代謝

糖代謝是指在細胞內，葡萄糖在細胞中被分解利用以供應人體能量的一系列的複雜化學過程。在不同細胞中代謝途徑是不同的，而且代謝在很大程度上受供氧狀況的影響。在供氧充足時，葡萄糖進行有氧氧化，直接澈底氧化成二氧化碳和水；在缺氧時，則進行糖解作用生成乳酸。

在前面講的肝功能時，講過攝入的醣類如果用不完，90%就被轉變爲脂肪（三酸甘油酯），而一小部分10%會以糖原（醣的多聚體）的形式儲存在肝和肌肉中。糖原作爲葡萄糖的儲備的意義在於它可以迅速被動用以供急需（而儲存的脂肪則達不到急用目的）。在這之中，肝糖原是血糖的重要來源。

我們的大腦細胞和成熟紅血球只能依賴葡萄糖代謝爲唯一的能量來源，因爲這兩種細胞沒有粒線體。

如前面概括，在醣被消化吸收進入細胞後，受供氧狀況的影響，分有氧氧化和糖解作用兩種代謝：

a. 有氧氧化(Aerobic Oxidation)：在有氧的條件下醣直接澈底氧化成水和二氧化碳，它是糖氧化的主要方式，絕大部分細胞都通過它得到能量。但有氧氧化的反應過程要的時間比糖解作用長，許多時候來不及滿足需要（例如：劇烈運動、身體缺氧……），糖解作用是一個巧奪天工的、相對於有氧氧化的配合與後備機制。

b. 糖解作用(Glycolysis)：在缺氧狀態下，醣在一系列的酶的作用下在細胞質中進行糖解作用，相比有氧氧化這種代謝能更迅速提供能量。這有很重要的生理意義，特別是對身體缺氧、劇烈運動、肌肉收縮時更爲重要。神經、白血球、骨髓等代謝極活躍的組織，很多時候都是由糖解作用來供能，像成熟的紅血球沒有粒線體，唯有透過糖解作用能提供能量。另外一些葡萄糖的代謝並不在於生成ATP，而是給細胞核內核酸的合成提供核糖和參與多種代謝的氫體。

C 葡萄糖新生和血糖的來龍去脈

上面講了，體內用不完的醣10%是以糖原的形式儲存在體內。主要是在肝內，小部分在肌肉之中。很明顯，體內糖原的儲備是有限的，在許多時候，必須從非醣化合物（乳酸、甘油或一些蛋白質等）轉變爲葡萄糖或糖原，這個過程叫葡萄糖新生。要保持一個人體的正常運作，體內血糖濃度水準的維持至關重要，一定要保持在3.89－6.11之間。從下圖可以看到我們體內血糖的來龍去

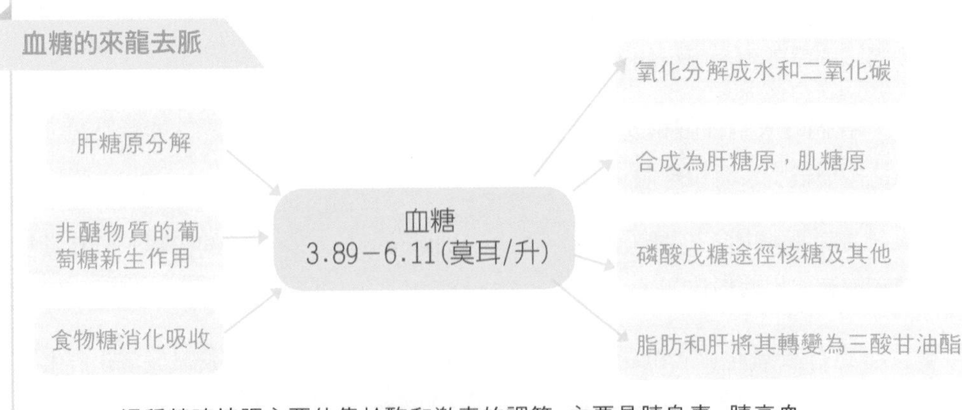

這種精確協調主要依靠於酶和激素的調節。主要是胰島素，胰高血糖素。實際上，它們是三大營養代謝的最主要和最直接的兩種激素。

脈，在體內有限糖原儲備的情況下，正常成人每小時可由肝釋放出210毫克／公斤；如果沒有補充，10小時我們肝內的糖原就耗盡了。但實際上，我們禁食24小時血糖依然正常，即使長期饑餓，也僅略有下降。除了中樞神經的調控，讓周圍組織減少對葡萄糖的利用外，主要是依賴於肝的葡萄糖新生作用將蛋白質（胺基酸）、乳酸、甘油等非醣物質轉變爲葡萄糖，不斷補償血糖。身體內這個過程主要依賴於肝和腎。在正常情況下腎的葡萄糖新生的能力僅是肝的1／10，但如果長期饑餓，腎的葡萄糖新生能力就會增強。

從圖示中，我們要特別注意到一點，無論是我們的血糖正逆反覆如何變化，他們都受兩種激素的「指揮」：一個是胰島素，另一個是胰高血糖素。前者讓他們不能高於6.11，後者讓他們不能低於3.89，他們是兩個忠實的管家，履行他們的職責，但他們的自身也要被保養和愛惜才能完善地發揮作用。如果我們經常用高糖的食物刺激和干擾他們，他們就必然有疲勞和罷工的一天（胰島素抵抗），那你的身體就會有早期糖尿病出現了！

另外，葡萄糖新生不光是可以幫助血糖的穩定，還有補充肝糖原儲備正常和調節體內酸鹼平衡的作用。

a.升糖指數——糖尿病人能吃糖嗎？

升糖指數（或稱糖生成指數）（Glycemic Index，簡稱GI）是以人體內醣（碳水化合物）變成爲血糖（葡萄糖）的速率爲基礎（即葡萄糖爲100）而排列的一個次序。進一步說，就是當我們前面所講的不同的碳水化合物在進入我們身體後，因爲它們結構的簡單和複雜程度不一樣，因而被分解成葡萄糖所用的時間和步驟長短不同，所以進入血液的快慢也不同。這是醣類科學研究的基礎資料，是醣類的生化價值衡量標準之一。在我們日常飲食的搭配中，特別是有糖尿病家族史或需進行體能強化訓練的人，都是一個很有用的參考資料。

爲了更具體地理解這一問題，請你看下面的曲線，就很容易理解GI值的含義了。這裡橫坐標是不同GI值物質進入體內的時間，縱坐標是不同GI值物質所引起的血糖值升高速率，深色是代表高GI物質，淺色是代表低GI物質。

升糖指數(GI)示意圖。
(Public Domain by Scott Dickinson. Sydney. Australia)

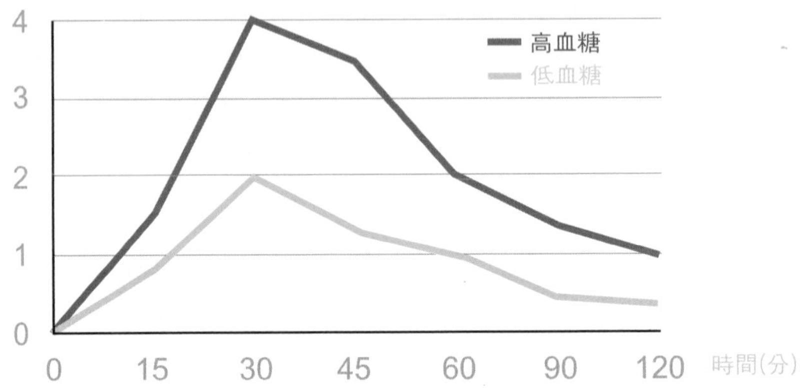

在明白了以上簡單的道理後，相信你就能理解到，如果我們能將複雜的碳水化合物恰到好處地搭配在一起，它們就必將分門別類地被消化而且分期、分批地進入血液，而不會像一下攝入大量的簡單碳水化合物一樣，驟然使血糖劇增。

不過在面對碳水化合物的攝入問題時——例如是有糖尿病問題的人——最重要的仍是我們要能正確且全面的看待GI的問題，一定要理解到GI僅僅是衡量碳水化合物生成葡萄糖的速率，只是衡量營養價值的標準之一，並非攝取營養的唯一準則。

下表我們就將常見的一些食物的GI引用列出，以方便大家查閱。如果需要更詳細的資料，可直接參照www.glycemicindex.com。

一些常見食物的升糖指數

食物名稱	升糖指數	食物名稱	升糖指數
麵餅	67	牛角麵包	67
蘋果	38	脫脂牛奶	32
不加糖的蘋果汁	40	義大利寬麵條	32
杏仁乾	31	炸薯條	75
貝果	72	豆漿	30

食物名稱	升糖指數	食物名稱	升糖指數
香蕉	55	不加糖的葡萄柚汁	48
法國麵包	95	巧克力棒	49
麵包（發酵）	57	葡萄	46
全麥麵包	69	橘子	44
饅頭	70	橘子汁	46
玉米片	70	鳳梨	66
米飯	66	葡萄乾	64
麵粉	80	蜂蜜	58
燕麥	49	冰淇淋	61
紅蘿蔔	49	四季豆	27
麥片	48	扁豆	30
米麵粉	87	水煮麵條	41
水煮去皮馬鈴薯	63	花生	12
罐裝鷹嘴豆	42	爆米花	55

★ 55以下為低升糖指數；55—70為中等升糖指數；70以上為高升糖指數。
★ 要注意，不同的烹調方式會讓同一食物有不同的GI值，因溫度不同，食物會形成不同的分子結構。

你可以一目了然地看到，的確有不少含較高脂肪和蛋白質的食物（如牛奶、巧克力）是升糖指數較低的食物。**一般工業加工過的食品GI都會相對較高**。但另一點我們更應該注意到的是，大多數蔬菜、水果、豆類，特別是沒有加工過的粗糧和雜糧屬於複雜碳水化合物類。也就是說，這些粗雜糧除了它們豐富的微營養素價值外，由於它們被消化和分解的過程長得多，還可緩解單純大量地吃精緻米、麵等簡單碳水化合物而造成葡萄糖很快進入血液而引起的血糖問題。

不過，有一點我們要強調的是，在營養醫學的微量營養素治療過程中，糖尿病人的碳水化合物，特別是簡單碳水化合物的合理、限量攝入是不可缺少的康復因素。碳水化合物、蛋白質和脂肪，這三種常量營養素的合理搭配是問題的關鍵。

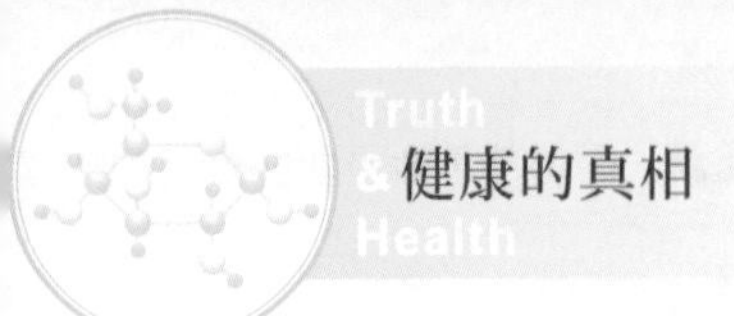

b. GI（Glycemic Index，升糖指數）和GL（Glycemic Load，升糖負荷）的有機結合，是目前較實用且全面，可用以衡量碳水化合物的食用生化價值之方法。

如上所述，在1980年代建立的升糖指數（GI）是一個碳水化合物重要的營養參數，它能告訴我們吃進的食物其轉變成血液中葡萄糖的速率；但GI並不能告訴你，在你所吃的那份食物中，到底包含了多少能轉化成葡萄糖的碳水化合物。

於是在進一步的研究中，由哈佛公共健康學院的教授和研究員，醫學博士Dr. Walter Willett和他的助手在1997年提出了升糖負荷（Glycemic Load）的概念，它能更明確衡量升糖指數（GI）的效果。GL是用一份食物中實際可用的碳水化合物含量（克）乘以此食物的升糖指數來計算。GL是在碳水化合物的營養價值GI研究的一個最重要的延伸，後來由澳洲雪梨大學的Jennie Brand－Miller和她的助手們計算了750種有GI值的食品的GL值，這個表格最早發表在《美國臨床營養學期刊（American Journal of Clinical Nutrition）》2002年7月份上。

升糖負荷（GL）是對GI一個相當新的延伸和補充，因此能更全面地衡量升糖指數對血糖的影響。我們需要用這兩個指數一起去更準確地衡量一個碳水化合物對血糖的效果。例如，西瓜中所含的碳水化合物的升糖指數是高的，然而由於西瓜含水量很大，單位體積內並沒有含多少這種碳水化合物，它的升糖負荷就很低。GL在20以上是高；GL在11－19是屬中等；GL在10以下則是低。一般的規律是，升糖負荷低的往往升糖指數也低（西瓜是個例外），但升糖負荷中等或高的則升糖指數就沒有太多規律了。

2 蛋白質：

A 蛋白質家族

蛋白質是所有生物體的基本成分之一，也是人體中含量最豐富的「**生物大分子**」（Biomacromolecule）。所有器官和組織都含有蛋白質，它占細胞乾重的

70%、肌肉45%、骨骼18%、皮膚10%、血液10%、脂肪4%，其他組織中平均13%。

具有複雜空間結構的4萬多種蛋白質，在體內負責各種生理功能：與礦物質形成酶、抗體、大部分凝血因子、多肽激素、載體蛋白、收縮蛋白、基因調控蛋白；在物質代謝、身體防禦、血液凝固、肌肉收縮、細胞訊號傳遞、個體發育、組織修復、體液平衡……等都發揮著不可替代的作用。

蛋白質在禁食和體能過度消耗時可作爲能量的來源。

毫無疑問地，蛋白質是生命活動的基礎，沒有它就沒有生命的活動。1938年瑞典科學家J.J. Berzelius就預見到蛋白質在生命科學中的重要性，而建議命名爲Protein，它來源於於希臘字Proteios，意爲Primary即「**最基本的**」。

B 蛋白質的組成與結構

蛋白質的元素：碳（50%－55%）、氫（6%－7%）、氧（19%－24%）、氮（13%－16%）和硫（0－4%）。有些蛋白質還含有少量磷或金屬元素，如鐵、銅、鋅、錳、鈷、鉬，個別的還有碘。在這之中，各種蛋白的氮含量很接近，平均爲16%。

蛋白質還可以根據其形狀分爲纖維狀和球狀蛋白，例如許多生理活性的蛋白質，像酶、轉運蛋白、激素類蛋白、免疫類蛋白均是球狀或橢球狀。

蛋白質可以簡單地看成由肽鍵連接的胺基酸組成的有序的生物大分子。存在於自然界的胺基酸300多種，但組成人體蛋白質的胺基酸僅有20種。其中8種是屬於必需基本胺基酸（Essential Amino Acids），人體不能製造，必須從食物中補充，分別是：纈胺酸、亮胺酸、異亮胺酸、苯丙胺酸、色胺酸、蛋胺酸、蘇胺酸、賴胺酸；而其他12種屬於非必需胺基酸（Non-Essential Amino Acids），在人體內的代謝過程中可以產生。

C 蛋白質的消化、吸收和代謝

如上所述，胺基酸是蛋白質的基本組成單位和原料。體內蛋白質的更新完全需要食物蛋白質來補充，因爲蛋白質的消化、吸收是人體胺基酸的主要來源。蛋白質未經消化不易吸收，而在消化的過程中，可以消除蛋白質的特異性和抗原性。一般來說，食物蛋白質水解爲胺基酸和肽後才能被身體所吸收，而正常成人的體內，95%的蛋白質可被水解。

在蛋白質的消化過程中，有一小部分不被消化，也有一部分的消化產物不被吸收。腸道對這部分起的作用稱爲腐敗作用。蛋白質的腐敗作用實際上是細菌本身的代謝過程，是無氧分解。其大多數產物像胺類、氨和其他對人體有害的物質，在正常情況下，大部分將隨糞便排除，少量被吸收而經肝的代謝轉變而解毒。但這一過程也產生少量脂肪酸等物質可被身體利用。請參閱圖一。

蛋白質是由不同的胺基酸的組成，我們不難理解，胺基酸的代謝是蛋白質分解代謝的中心內容，請參閱圖二來看這一過程。

可以看到，從食物和體內的雙重來源中，我們可以得到人體所需的20種胺基酸。外源性胺基酸（食物蛋白質經消化而被吸收的胺基酸）和內源性胺基酸（體內組織蛋白質降解產生的胺基酸）混在一起，分佈於身體的各處而參與代謝，共同構成了人體的「胺基酸代謝池（Metabolic Pool）」。

〈圖一〉

蛋白質的消化、吸收和代謝示意圖

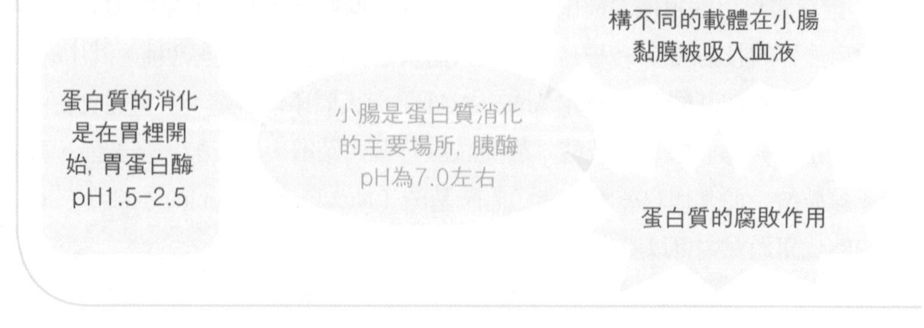

〈圖二〉

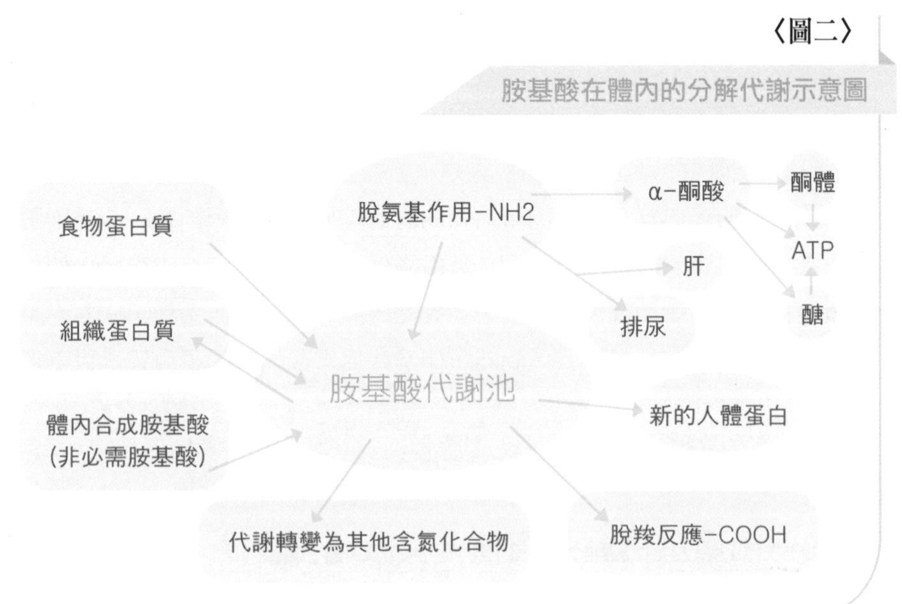

胺基酸不能自由地通過細胞膜，所以在體內分佈也不均勻。肌肉中占50%以上、肝中占10%、腎中占4%、血中占1%－6%。至於肝、腎因爲體積小，胺基酸的相對濃度高，胺基酸的代謝也很活躍。

胺基酸除了用來合成蛋白質，也可轉化成其他含氮物質；特別是在蛋白質在被用做能量時，其脫氨基中產生的氨在正常情況下，由肝轉化成尿素，排除體外。

人體蛋白質的分子量較大，因此，數以萬計的蛋白質爲胺基酸提供了各異的序列和空間排布。20種胺基酸排列順序和空間位置幾乎是無窮無盡的，也正因爲如此，才能完成生命賦予的數以千萬的生理功能。在細胞的各種生物合成中，蛋白質生物合成是機制最爲複雜的。各種不同類型的細胞需要不斷以極高的速度合成各式各樣的新蛋白質（每一個細胞中可存在數千種不同的蛋白質，隨時有新蛋白質合成），以滿足代謝需要及應付環境的改變（就像很多抗菌素正是通過干擾、抑制蛋白質的生物合成而發揮殺菌和抑菌功能的，這也是爲什麼這些藥品會有副作用）。

人體內的蛋白質處於不斷降解與合成的動態平衡中，這種蛋白質的轉化更新（Protein Turnover）是隨生命而存在的。一個成年人的體內，每天約有1%－2%的蛋白質被降解，其中主要是肌蛋白；蛋白質所產生的胺基酸的75%－80%又被合成爲新的蛋白質。不同的蛋白質的壽命差異很大，短則數秒，長則數月甚至更久。蛋白質的壽命用半壽期（濃度降低到一半的時間）來表示，例如人的血漿蛋白質的半壽期就大約爲十天。人體內的蛋白質更新過程，一方面可以直接影響人體代謝和生理過程，同時也使某些異常或損傷的蛋白質得以更新或清除。

D 如何衡量蛋白質的價值？又該吃多少？

毫無疑問的，無論你是怎樣選擇自己的一日三餐，是素食主義、雜食主義，還是另有各種「秘方」；就從科學的角度來看，攝入足量的優質蛋白都是生命的必須和根本的需求，是日常飲食中極爲重要的一部分。

過量的攝取蛋白質，特別是長期將蛋白質作爲能量的主要來源，會導致因爲蛋白質複雜的代謝物和其中酮體的酸性與毒性，造成我們人體因酸性垃圾而積累成疾。例如：因肝臟和腎臟負擔過重而逐步引起的功能失調和混亂、膽固醇增加、鈣的流失並導致骨質疏鬆和牙周病、腸道的細菌生長會紊亂與增加……等；但是，如果蛋白質攝取不足，人體健康也會因而產生很多問題。例如：血液中血紅蛋白降低、維生素A降低、肝內酶的活力減弱、內分泌失調、免疫力差、疲憊、頭暈、虛弱、體內酸鹼度變化無常、肌肉鬆弛與減少……等。

於是我們又回到了這個不變的真理：**平衡是關鍵！**蛋白質在體內應該是足量而不過量，力求**碳水化合物、蛋白質和脂肪**三者的適量和平衡。

下面我們來看看如何理解蛋白質的營養價值，以及解釋如何才叫做足量和適量。

在膳食蛋白質的營養價值上，有「**質**」和「**量**」兩個基本點。

首先從「質」來說，由於各種蛋白質所含胺基酸的種類和數量不同，它們的質就不同。一般來講，科學地衡量蛋白質的「質」可區分爲兩種：「**完全蛋白質**」含有人體所需要的各種胺基酸，含量充足，**動物蛋白質**如蛋、奶、魚和肉即多爲此類；「**不完全蛋白質**」則缺少人體內所必需的胺基酸或含量不足，例如在**植物蛋白質**中我們幾乎不可能發現色胺酸和賴胺酸，但卻有一定含量的蛋胺酸——糧食、果仁、豆類和種子即類歸爲此類。

前者在蛋白質的意義上來說，對人體的營養價值高於後者；但是這種說法可以說是一種定性的定義或解釋，在科學上，對於質的概念應該再配上「量」的準確衡量。

衡量膳食蛋白營養價值，其中較早的一種方法是生物價值標準法（Bological Value，BV，簡稱「生物價」），它是通過測定蛋白質的氮在人體中的保留情況來評價蛋白質的利用率。BV值從0到100，100表示所有的蛋白質氮都被身體留住。

這種標準目前在歐洲的教科書中仍在使用，而且由於其簡單、易理解，因此也被廣泛運用於體育界；不過美國營養科學界卻不太能接受，這或許是因爲商界過分利用了BV標準所致。例如在20世紀90年代，乳清蛋白是健美選手的首選，這是因爲乳品贊助商藉由成功贊助選手獲勝，趁機打響了乳清蛋白高BV值的名號；而在此之前的80年代則是蛋清蛋白居首；70年代是魚、牛肉、大豆蛋白名列前茅——但不論是哪一種，從科學上來講，這些動物蛋白如果在飲食中攝入得恰當，其實都是有價值的完全蛋白。

不過雖然這個衡量方法被商業所扭曲，但仍是不妨礙我們藉由食用蛋白質的「**生物價（BV）**」、和以此爲基礎所建立的「**來源因數**」，共同來衡量實用蛋白質的價值；這兩個標準是有相關性的，一般來講，來源因數高的完全蛋白質的BV值相對來說也高。

有了此一「質」的衡量基礎，我們就不難建立量的概念。根據氮平衡的實驗，在不進食蛋白質時，成人每日最低要分解約20克蛋白質；但由於食物中蛋白質和人體蛋白質組成的差異，不可能全部被利用（每公斤體重需要可完全利用的純蛋白質0.8克），因此成人實際上最低需要量在30－50克。而爲了長期保持總氮平衡，建議的**成人每日蛋白質需求量80克**。

下面的表格列出我們日常食物中所含蛋白質大致的數據概念：

一些日常食物的蛋白質評估表

食物名稱	蛋白質BV值	蛋白質來源因數	蛋白質含量的例子
乳清蛋白	100	1.04	
雞蛋	100	1.0	一顆雞蛋約6克
牛奶	91	1.14	100克牛奶約3.31克
牛肉	80		
雞肉		1.20	100克雞肉約23.16克
魚	79	1.32	100克比目魚約21.87克、100克鮭魚約19.75克
乳酪	77		
黃豆	74	1.41	100克豆腐約7.05克
馬鈴薯	71	1.46	100克烤馬鈴薯約1.65克
米	59	1.76	100克糙米約2.7克
麵粉類食品	54	1.93	1片全麥麵包約2克
豆類	49	2.12	100克豆類食物約8.23克

目前營養學界最常用的國際標準是按胺基酸校正的**蛋白質消化性指標（PDCAAS）**。此是由糧農組織（FAO）提出，並經美國食品藥品監督管理局（FDA）批准。該標準考慮到蛋白質中胺基酸與人體（特別是2－5歲的兒童）所需胺基酸之間的平衡；還考慮到蛋白質的可消化性（如何完全分解並被身體吸收）。PDCAAS評分從0到1，1表示該蛋白完全符合並滿足人體所需。

當用PDCAAS標準（營養領域現行的國際標準）評分時，所有**大豆蛋白、乳清蛋白和蛋清蛋白都為100分**。這表明它們對人體健康都是同等重要和必需的。大豆蛋白得分高有兩個原因，一是它容易消化和被吸收；二是它是完全蛋白，含有人體發育生長所需的所有胺基酸並處於最佳平衡態——有人說大豆蛋白不含蛋胺酸，但這不正確，大豆蛋白是不特別富含蛋胺酸，但其含量在一般情況下已足以滿足人體所需；另外我們也要特別指出，人體所需的蛋胺酸其實可部分由其他含硫胺基酸（如胱胺酸）來補足，因此當同時考慮到蛋胺酸和胱胺酸時，**大豆蛋白應是最佳選擇**。

一般來講，營養學家們公認，人體每日能量的10－30%來自蛋白質較合理—— 就具體數量而言，如果用BV值的概念來估算，就是用一個物質的BV值乘上來源因數即可算出—— 一個60公斤體重的人一天約需純蛋白48克，如果這些都從雞蛋中攝取，就要大約8個雞蛋才夠。當然，這只是假設，沒有人會這樣搭配食物。每天的蛋白質攝入應儘量多樣化，如果不是素食主義者，最好是動、植物蛋白質搭配攝取。但究竟攝入多少量則是完全取決於你個人的體質和日常活動。

我們要特別注意到，有些人特別容易缺少蛋白質，如：素食主義者、孩子、老人、時常鍛煉身體的人、節食或吃太多垃圾食物的人；另外，生病、受傷、感情受到巨大打擊等，也都會增加對蛋白質的需求。缺少蛋白質會加快肌肉的損耗，會造成脂肪肝、免疫系統減弱、嬰兒和兒童的成長受阻礙等問題；而人在進入中年後，由於肌肉減少、脂肪增加（尤其婦女往往是比男人更缺蛋白質的族群），這種減少通常也會引起骨質密度降低、胰島素活性降低等。

最後，有關蛋白質的營養價值，我們要再特別強調和提醒的是，**蛋白質對人體的作用是醣和脂肪所不能代替的**。醣和脂肪可互相轉化，蛋白質也可轉化成醣，但因爲人體無法自行合成8種必要胺基酸，所以我們不能從脂肪和醣的代謝轉化出蛋白質來。千萬不要因爲種種原因而忽略了蛋白質的合理攝取！

我們學習營養知識，最重要的是必須具備一個全方位的整體概念，最忌諱孤立和死板的套用、計算我們的營養素。因爲營養和食物本身是一個非常複雜的多元性科學，再加上人體極其複雜的機制，許多東西我們至今都仍處於摸索和實驗的階段，所以我們對自己的身體也應該有多一點的耐心去觀測。像以上的有關蛋白質的知識和資料，只是給予我們一個衡量蛋白質量的基本依據。而且僅僅是從蛋白質本身的角度來衡量，對其餘的營養成分並沒有觸及—— 而在實際中，卻是必須要綜合權衡碳水化合物、蛋白質和脂肪三者合理且平衡的攝入。

3 脂肪(脂類)：

A 脂肪概述與其功過

脂類是對人類很重要的營養素，和醣一樣，由碳、氫和氧三種元素組成，但其結構上含有不同的官能團和雙鍵。它不溶於水，只溶於有機溶劑。

脂類分爲脂肪（三酸甘油酯）及類脂：

a. 脂肪：主要功能是儲存能量及供應能量。

b. 類脂：包含膽固醇、磷脂以及糖脂等，是生物膜的重要部分，參與細胞識別及資訊傳遞，是多種生理活性物質的前體。

而在人體中，與醇構成脂類的脂肪酸（Fatty acid）其來源可分爲：

a. 身體自身合成：以脂肪形式存儲。飽和脂肪酸和單一不飽和脂肪酸均爲此類。

b.食物脂肪供給：多元不飽和脂肪酸，動物不能合成，必需從食物（植物油等來源）提供，稱爲必需脂肪酸。像EPA、DPA、DHA均屬於此類（我們可以再次見證營養攝取的重要。就像必需的基本胺基酸人體不能產生一樣，身體內所必需的脂肪酸我們自己卻也無法合成）。

另外，血脂是血液裡所含的脂類的總稱，其特色爲：

a. 包含三酸甘油酯、膽固醇、游離脂酸。

b. 包含磷脂質（卵磷脂70%、神經鞘磷脂20%和腦磷脂10%）。

c. 分內源性（肝、脂肪細胞合成）和外源性（食物）。

d. 血脂含量不像血糖那樣恆定，因人而異。

對於脂類，在當退化性疾病加劇襲擊人類的今天，它幾乎被指責爲一個完全的反派角色。但其實脂類是涵蓋很廣的一類物質，就像醣和蛋白質一樣，在我們攝取不當時，這些營養素對身體就不是營養，而是毒素。但實際上，脂類對能量的儲備非常重要，並非醣和蛋白質所能真正取代（可以說，上天完全是以符合最小體積原理在打造人體，脂肪是我們能量的最好儲存形式。與蛋白質和醣同樣的重量下，它所儲藏的能量是雙倍）；而類脂部分對細胞的構築也是醣和蛋白質所絕對不可替代的。

人體在利用脂類時，主要是用脂肪酸部分，而其中基本脂肪酸（E.F.A）又有格外的意義，例如大家都很熟悉，魚油中的ω-3脂肪酸（Omega-3 fatty acids）：二十碳五烯酸（EPA）、二十二碳五烯酸（DPA）、二十二碳六烯酸（DHA）。植物油中的ω-3脂肪酸：十八碳三烯酸（α-亞麻酸）；ω-6脂肪酸：十八碳二烯酸（亞油酸）、花生四烯酸……等。**EPA、DHA在大腦及睾丸中最豐富，是大腦和精子正常發育不可或缺的營養成分**。

所以，我們需要有一個對基本脂肪酸功與過的概述：

如果我們缺少基本脂肪酸，人體必要的荷爾蒙和前列腺素合成就會受阻；皮膚會有濕疹、牛皮癬類的症狀，還會有生殖障礙、血小板黏連、中樞神經系統功能減弱……等一連串的問題；另外在前面講到腦營養時，我們也講了一些基本脂肪酸對腦部健康的關鍵作用。不過如果我們的基本脂肪酸過度，有可能引起的問題是肥胖、心血管疾病、癌症、對糖的耐受力減低、增加對食物的過敏、腸胃功能問題、肝功能紊亂、內分泌不平衡……等。

其實所有的營養素都一樣，就如同醣和蛋白質一樣，平衡仍舊是一個重要關鍵。如果我們能從平時的一日三餐，和微量營養素的補充此二兩方面來調節，使它發揮其應發揮的作用，及時排除無用的代謝物，我們就能讓脂肪的負面影響降到最低。而類脂部分在我們身體內的重要作用，我們將在下下個小節中，以膽固醇爲例作利與弊的分析。

B 脂肪的消化、吸收和代謝

在一個較平衡的膳食中，我們攝入的脂類主要是脂肪，此外還含有少量的磷脂、膽固醇等。由下圖我們可以看到，由於脂類不溶於水，因此膽汁酸鹽將其

脂肪的消化和吸收示意圖

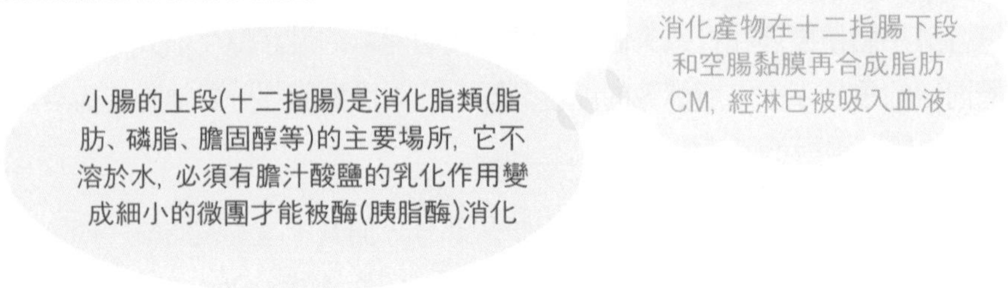

乳化成細小微團的作用是脂肪被消化的第一步；而胰腺分泌出各種消化酶進入十二指腸，像胰脂酶、磷脂酶等，它們各司其職，是脂類被消化的關鍵因素。

當肝膽功能紊亂時，脂肪的分解代謝就會有問題，而且當我們身體的酶得不到充足供應時，我們體內的脂肪分解代謝也會成問題，而這二者都和微量營養素在體內的作用密切相關。

脂類在人體內的分解與合成代謝途徑示意圖

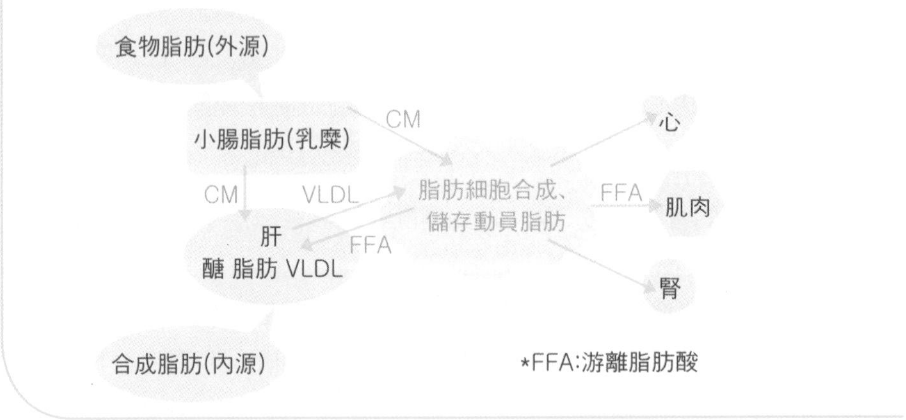

從以上的圖可知脂類分解和合成代謝的途徑。脂類物質的合成，在人體內主要由脂肪組織、小腸和肝來擔當。脂肪組織除了利用從食物而來的乳糜微粒（CM）或極低密度脂蛋白（VLDL）中的脂酸合成脂肪外，更主要是以葡萄糖爲原料；而小腸中的腸黏膜細胞則主要利用脂肪消化產物再合成脂肪，然後再以乳糜微粒（CM）形式經淋巴進入血液。

除此之外，還有**人體內合成脂肪能力最強的肝**，但可惜的是，肝只能合成脂肪卻不能儲存脂肪。脂肪生成後，要用極低密度脂蛋白（VLDL）運送到肝外組織。如果因爲營養不良、中毒、必須脂肪酸和其他物質（膽鹼等）缺乏，而不能讓合成的三酸甘油酯與蛋白質形成VLDL以進入血液，則會聚集在肝細胞中形成**脂肪肝**——這邊要注意的是，人和動物即使完全不攝入脂肪，也可能由醣而大量合成脂肪。因此即使是吃素的人，也可能不缺乏脂肪，而且仍舊有因缺蛋白質（脂蛋白）而形成脂肪肝的風險。

在體內儲備的脂肪可再按需要分解爲E.F.A等游離脂酸及甘油進入血液，以滿足心臟和骨骼等器官的需要。

C 還給膽固醇一個公平的認識

人類對膽固醇的認識與研究是一個漫長的過程。

十八世紀後期，科學家們最早在膽囊中發現了這種白色的硬固體狀物質，並將他命名爲「膽固醇（Cholesterol）」，這個辭彙實際上就是由希臘語「膽（Chole）」和「脂（Sterol）」所組成。1929年，發現高密度脂蛋白（HDL）並逐步清楚它的功能；1932年，發現膽固醇的結構式；1950年，發現低密度脂蛋白（LDL）和它的作用；到1956年，才較爲清楚明白膽固醇的生物合成路線和參與作用的主要元素。

膽固醇的合成很複雜，有近30個步驟的酶促反應。它在人體內約含140克，廣泛分佈在全身的各個組織中。大約1／4分別在腦及神經組織中，約占腦組織的2%；肝、腎、腸等內臟及皮膚和脂肪組織亦含較多的膽固醇，每100克組織約含200－500毫克，其中肝最多；肌肉組織含量最低，每100克組織約含100－200毫克；在腎上腺、卵巢等合成類固醇激素的內分泌腺組織中，膽固醇含量也較高，約達1%－5%。

除了成年動物腦組織及成熟的紅血球外，幾乎全身各組織均可合成膽固醇，人體每天大約合成1－1.5克左右。肝是合成膽固醇的主要場所，體內70－80%的膽固醇都是由肝合成，10%由小腸合成。而體內用不完的膽固醇，可由肝轉爲膽酸而隨膽汁排除到腸道而最終排出體外。也就是說，膽固醇逆向轉化的最終步驟是在肝中進行，肝臟是清除多餘膽固醇的主要器官。

在退化性疾病（特別是心血管疾病）嚴重威脅著人類的現在，人們對膽固醇有著不少誤解，甚至曾把心臟病的起因都歸咎於它，讓人們對含有膽固醇的食物畏懼三分。其實，**膽固醇是我們人體中很基本和必要的物質。最簡單地講，如果缺少它，腎上腺素、睾丸、卵巢等內分泌激素都是不可合成的；同時，如果沒有膽固醇，我們的鈣就不可能被吸收**，因爲皮膚內的膽固醇在紫外線照射下會成爲維生素D_3（膽鈣化醇），這是幫助鈣質吸收和骨骼構成的必要元素。

在人體內，膽固醇必須依靠蛋白質才能循環。脂肪自身不溶於水溶液，因此也不能溶在血液中。正常的血液看上去是清澈透明而看不見油的，因爲實際上，脂肪（在血液中稱爲血脂，包括三酸甘油酯、磷脂、膽固醇和游離酯等）在運往各個組織和細胞時，不是以自由態存在，而是依靠於載體，而某些種類的蛋白質便是擔當此項任務。脂蛋白（Lipoprotein）就是血脂與蛋白結合後的在血液中存在的形式。膽固醇類是靠低密度脂蛋白（Low-Density Lipoprotein，LDL）運到不同組織和細胞，然後從脂蛋白中分離出來被細胞利用；而高密度脂蛋白（High-Density Lipoprotein，HDL）會將身體各組織中多餘和沒用的膽固醇運回肝臟，由肝將其分解而進入膽酸，然後排出體外。這就是爲什麼在做血液檢查時，是以LDL和HDL來衡量人體的「好」和「壞」膽固醇的。LDL是將膽固醇運給身體使用，HDL是把用不完的收回到肝中化解排出體外，我們藉由這些球蛋白運載工具來計算膽固醇的數量。

科學的發展終究會還給膽固醇一個更真實的面目，更進一步的研究已較爲明確的證實，所謂的「壞」膽固醇也不是它本身壞，而是因爲自由基的侵犯和被氧化的結果，才使它成了一個對身體有害的因素和角色；如果在運輸的過程中，一直有維生素E一類的抗氧化劑的忠實保護，它們被氧化侵害的機會就要少得多。

從以上膽固醇在體內的運轉過程，我們可以知道，身體這部機器的設計和運作有多精確！實際上，我們的身體所合成的東西都是有其作用與目的的；但同時，它也預設了一套清除程式來掃除用不完的部分。問題的關鍵是，我們要保養它的這些功能正常運作，不能過分和長時期超越它所設計的限度。

我們之所以要特別把膽固醇拿出來講，一方面是要澄清人們對脂肪和膽固醇的認識，另一個更重要的面相在於，我們應該要從營養學的角度去思考和認識健康問題——請記住，其實並不是膽固醇本身帶給我們危害，更確切地說，是我們沒能幫助身體使其達到內部的平衡，因而讓膽固醇變成了有害的東西。

學習營養知識和任何學習一樣，最重要的不是去粗略的認知或單純的記住死硬的知識，而是一種思維能力和思維方式的改進。從膽固醇的代謝過程就可以再次說明，體內的各個物質的平衡是身體各個體系能正常運作的關鍵，而各個系統的正常功能又是我們身體物質新陳代謝平衡的保證。

根據細胞營養學的理論，數量足夠、比例恰當、組合得當和結構易吸收的微量營養素，是能給予我們系統功能正常化的必備因素之一。它們在體內形成酶、激素，保證和優化人體的酸鹼度、電解質和一切生化反應條件，從而使細胞工作正常化，以達到在細胞上的調節。這一調節是最必要、不可缺少和最基礎的人體生物節律的調節，這也是我們下一節的要點。

三、人體物質代謝的平衡與調節

前面分別講了三個常量營養素在我們體內的消化、吸收和代謝（細胞利用）過程。但在每一個瞬間，成千上萬的化學反應其物質代謝過程不是孤立的，而是在同時綜合進行。人體內微觀世界的變化，在速度和空間的伸展上，對於習慣了宏觀世界觀的我們確是有些難以想像的複雜；但我們可以設想，我們的身體是由血液循環系統這個「高速公路網」相連的無數個「細胞工廠」，每個工廠所需要的物質都會在這個網路中各行其道，運進原料、運出產品和垃

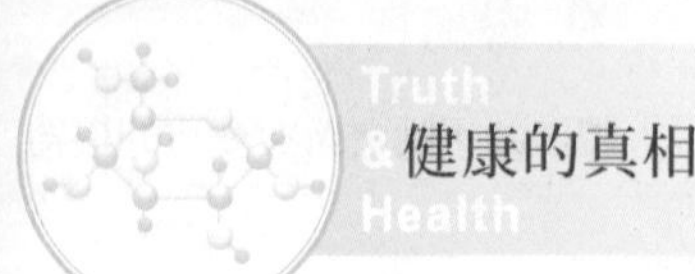

圾。因此，我們來簡單理解一下體內整個物質代謝過程的特點：

1 整體性：

無論從動物性食物、植物性食物、還是從營養補充品中攝取進體內的各種營養：醣、脂、蛋白質、水、礦物質、維生素，所有物質從消化吸收，中間轉變，到最終排泄，它們的代謝都不是彼此孤立、各自爲政，而是同時進行——或互相轉變，或互相依存，互有聯繫的構成一統一整體。

例如：醣、脂在體內氧化釋放出的能量，保證了生物大分子蛋白質、核酸、多醣合成的能量需要；而各種酶蛋白的合成，又是醣、脂和蛋白質等物質代謝得以進行的不可缺少的催化條件。再例如，當一種物質代謝障礙時，可能會引起其他物質代謝的紊亂，如糖尿病患者的糖代謝障礙，便可引起脂代謝、蛋白質代謝以至於水和礦物質代謝的紊亂。

2 組織、器官間各具特色的物質代謝：

各個組織、器官結構不同，所含的酶體系不同，代謝的功能和途徑都各具特色。肝在三種常量營養素和微量營養素的代謝中都有特殊作用，是人體物質代謝的樞紐。而腦和成熟的紅血球只能以葡萄糖爲唯一的能源。

3 各種代謝物均有共同的代謝池：

無論是體外攝入的營養物，還是體內各細胞的代謝產物，在中間代謝時都不分彼此，參加到共同的代謝池中。例如，以血糖爲例，無論葡萄糖來自何處（消化吸收的醣、胺基酸轉化的醣、或由甘油轉化的醣），均可在代謝池中混爲一體，共同參與各個組織的代謝。

4 三磷酸腺(ATP)是人體能量的儲藏方式及消耗能量的共同形式：

不管能量來自醣、脂、還是蛋白質，在體內氧化後，都是儲存在三磷酸腺苷（ATP）的高能磷酸鍵中。生命活動的任何形式，生長、發育、繁殖、運動等所涉及的蛋白質、核酸、多醣合成、肌肉收縮、神經衝動的傳導、以及細胞滲透壓及形態的維持，均直接利用APT（還有一些代謝共同點涉及太多的專業理論，我們在此就不多說）。

我們再強調一個重點，在醣代謝、脂代謝和胺基酸代謝的互相關係中——脂和蛋白質變成醣是代謝的重要部分；蛋白質可轉變成脂肪；而醣代謝的一些產物可以合成非必需胺基酸，脂類也能轉變爲一小部分非必需胺基酸，但**人體的8種必需胺基酸卻必需從食物中得到**——這也就是爲什麼食物中的蛋白質不能被醣、脂替代，而蛋白質卻可替代醣和脂肪供能的重要原因。

5 代謝調節：

人體內所有系統工作的最終目的，是要創造一個內部的體內平衡（Homeostasis，又稱**恆定狀態**）來滿足人體正常的工作條件，並得以應付自如地處理一切外在環境的變化。我們體內所有的生物化學反應如果在正常情況下，最終是會達到身體整體上相對的四大動態平衡：體液的pH值約7.35 – 7.45，達到**酸鹼度平衡**；沒有多餘的自由離子和離子團，也可以說沒有有害的帶電自由基，也就是**電離平衡**；沒有多餘的物質產生或多餘的剩下，達到**物質平衡**；而最終，是我們的整體**能量平衡**，沒有過剩和多餘的儲備。

我們身體是一個開放體系，在隨時對付體外的一切變化的同時，又要保持內部環境的盡可能不變和重新協調。我們身體的各個系統是互相依存和互相配合的，任何一個系統的損傷都會帶來一個新的調節和配合。而這個過程有時也是需要依靠傳統醫療處方或其他治療手段；當然，也需要營養調節。

正常情況下，人體各種物質代謝能適應內外環境不斷的變化而有條不紊的進行。這是由於身體自身存在精細的調解機制，不斷調節各種物質代謝的強度、方向和速度以適應內外環境的變化。Dr. Myron Wentz稱**人體細胞是生命「隱藏的奇蹟」**，就是因爲它們神奇的自我調節、自我複製和修復能力。事實上，迄今爲止，的確只有人體能修復它自身；但只有當身體的細胞有足夠與全面的營養能讓它每天健全生長時，人體才會有真正的自我修復能力。

人體自身有與生俱來的3個層級的代謝調節機制來維持自身體系的平衡：

A. 細胞層級（酶體系的調節）。

B. 激素層級的內分泌調節（和神經系統配合的內調控）。

C. 整體層級的調節（一般可理解爲大腦和神經系統的對外資訊處理）。

在三個層級的調節中，細胞層級的調節是基礎。如果沒有這一級的調節，沒有每一類細胞工廠正確無誤的新陳代謝，另外兩個調節最終都無法成立而不可能實現。

細胞的調節：基本是通過酶體系的調節來實現。可以說，我們人體每一步化學反應都離不開酶的作用，而在酶的形成過程中，維生素、礦物質和生物類黃酮的充分存在是必要條件。**酶的調節最大特點，是需要較長的時間**；因此有時候需要補充一些外來的微量營養素輔助作用。

激素的調節：不同的激素作用於不同的組織，產生不同的生物效應，例如靶組織和靶細胞就要有特別的受體，才能達到對酶的調節。激素的調節在正常情況下比神經調節慢，但在應激條件下，與神經系統配合，便可以產生很快的反應；但即便如此，我們也不應該不恰當地使用我們的應激系統（像長期的緊張、壓力、不適當的調節體重）。

而激素的調節，最終還是要透過對酶的調控才得以實現。如果說我們的大腦是一個總指揮，激素和內分泌就像一個上層管理機構，而酶則像是具體的管家讓每一種細胞的每一個化學反應過程都能正常進行。如果沒有細胞這個工廠執行正確無誤的基礎工作、**沒有酶的基礎作用，其他一切調節就都是紙上談兵。**

整體調節：通過神經系統和神經體液的途徑來應付環境的巨變，以保持體內環境的相對穩定。例如，在病理狀態不能正常進食的饑餓狀態時，主要能量是來自儲存的蛋白質和脂肪；或在對付一系列的劇烈情緒波動所造成的身體異常緊張狀態時，我們體內會由腎上腺皮質激素的突然變化，引起血糖升高，並使脂肪被利用，以加強能量供應；同時，在這種狀況下，蛋白質的分解也會加強，分解代謝將強化，而合成代謝則會受壓抑——這是一種極不平衡的代謝狀態，因此不能維持過長。

一個人身體的健康，可以說就是適應環境和各種條件變化的能力強弱。在某種意義上，健康的人即使在萬變中，仍能保持迅速調節新陳代謝的節律，以及程式的順暢不變。例如：對旅行時差和新地域的適應；在一個傳染病蔓延或一個不利的條件下，你的感染率是否比別人小、或感染後症狀比別人輕、恢復得比別人快……等。人體的調節機制對於生命科學來說，也許仍然還有許多未知數，問題一然多過於答案；然而，有一點是可以確定的——我們要讓這些調節機制能良好運轉，就必須給予身體充分、合理的優質營養，讓最基本的酶調節機制能合理的建立和運作，如此才為身體建構一個最基本的調節基礎，並使整體調節成為可能。這也是健康的必經之路。

四 保持健康的身體和健美的身材

靈活健美如果是來自一瓶美酒，每一個人都會有一個健美的體魄。

縱觀以上所講的常量和微量營養素的基本知識，我們可以做如下總結：我們的全部營養素要科學地搭配，才能保證形成一個物質代謝平衡的健康系統，讓身體運轉自如，我們也才有真正的健康並享受到真正的人生。

一個健康的身體，一般總是和合理的體重、健美的身材聯繫在一起的。因此在本節中，我們基於上幾章的基礎，來談一些保持體重和關於良好身材的基本知識。

保持一個合理和穩定的體重是健康身體的必要部分。換句話說，就是不要讓身體總處於應變狀態，總處在反反覆覆的不斷的減重計畫中。**有規劃地把體重調整到位，好好保持下去，這對健康是很重要的。**

首先，什麼是合理的體重？這個問題非常因人而異的，如果用一句簡單的話來形容就是「勻稱」，也就是以合理的體積上承受合理的重量。一般較合理的衡量方法是使用身高體重指數（Body Mass Index，BMI），而體重除了要合於BMI指數的範圍外，還要保持一個合理的腰圍（男小於100公分，女小於89公分），這樣才是一個全面的體重衡量。

BMI：體重（公斤）／身高^2（平方公尺）= 18.5－24.9

不少人誤認爲要保持一個理想體重就要忍受饑餓。其實並非如此，而且不能如此！爲什麼**不能用過度的節食法來減重**？因爲它不僅不能持久，而且還有潛在的破壞性。在饑餓期間，肝會保護性的利用脂肪，消耗體內蛋白質，因而生產過度的酮體，這就可能會造成酸中毒和電解質平衡被破壞。就像「應激反應」不能經常用一樣，不然會過度地失去平衡。

我們一般常會看到兩種對體重的極端認知，那都可以說是不負責任的自我殘害。一方面，健美雜誌以模特兒的標準（也許有美學意義的美，但恐怕不能作爲科學和健康美的標準），誘惑那些有從眾心理的人去崇尚骨感美；而另一極端，則是從未以體重的角度去考慮自己的健康。

在此書中，我們不準備更詳細地談有關體重控制的話題，但有一點想提醒讀者，要達到「輕體」或「清體」而又能長期保持，一定要有一個良好的、科學的開始。例如，一般的日常活動大致一個小時要80－100大卡能量，如果從體重來講，**每1公斤體重每天要有24－32大卡的能量才能正常的新陳代謝**。在你確定減重目標之後，就按你的目標體重大致計算一下每天所需要的基本熱量，將其按**碳水化合物（約占50%－60%，4大卡／克）**、**蛋白質（約占25%，4大卡／克）和脂肪（約占15%，9大卡／克）**設計你的三餐，分次逐步達到目標。照此步驟下去，當你達到目標體重時，就能輕鬆地保持住。因爲實際上，這個減重過程已給你的「保持」打下了堅實的、新的適應基礎。

當然，在營養調控的同時，仍應配合**適當的體能鍛煉**。

減重是一個非常因人而異的事情，一定要實際，更要有毅力。就像在本節一開頭所引述的英文俗諺那樣，靈活和健美可不是像喝一瓶美酒一樣令人賞心悅目、怡然自得，而是要付出一定的艱辛。但你也將同意這樣的付出是值得的，因爲這是你的身體、你的健康、也是你的驕傲和自尊，對嗎？

我們在這裡再一次強調保持身體健康的三個要素：

① 均衡、全面、多樣化的日常飲食（提供給細胞適當的能量和最充分全面的建構材料）。

② 數量充足、比例恰當、組合全面、而且生物利用率高的微量營養素（提供給身體的抗氧化系統、免疫系統和協調催化的酶系統）。

③ 適當的身體鍛煉（根據自己的情況，選擇綜合有氧、力量和柔韌三方面的運動，以改善內分泌系統和神經系統的協調功能）。

減輕壓力也是作爲保健的另一個，甚至對某些人來說甚至是最重要的一個因素。就如前一章節在介紹內分泌系統時所說的一樣，壓力確實是很多疾病的根源，因爲壓力的累積，將會造成內分泌的紊亂並導致功能失調，以致於器質性病變，最終進而加快衰老**（更進一步的內容請參閱第四章）**。對此，除了努力改變自己的人生態度、正面和樂觀看待人和事外，更實際一點的，就是透過加強抗氧化系統功能以及適當的體能鍛煉，這是減輕壓力傷害的最重要和最好的辦法。

簡單概括，我們在以上的兩章中，談到了人體的基本結構和運作，以及運作所需要的基本營養素。我們可以看到，身體的健康完全依賴於我們身體功能的正常、平衡的運作，而我們的身體要能保持相對完美的功能運作就必須依賴於充分、豐富和平衡的優質營養攝取，這是營養醫學的根本所在。

醫生們也常常半開玩笑地說：80%的病不用治，而70%的病治不好。其實，這個玩笑要告訴我們的，並不是要我們怠於照顧自己，有病不去看醫生；而是要讓我們明瞭，只要能充分發揮我們身體自身的自我修復功能，那麼很多疾病都是不治而自癒。要做到這一點，**提供給我們身體全面而豐富、成比例而均衡、品種多樣化的常量營養和微量營養**，是首要和必要的因素之一！

大哲學家帕拉瑟蘇斯說：「疾病來自自然，癒合也來自自然。」恐怕就是此意，優質的營養是身體健康的基礎和根本的保證！

疾病和營養的關係——營養醫學與營養補充療法

廖曉華／田洪均／劉麗

生活中最悲哀的一個面相是，整個社會獲得智慧的速度比科學獲取知識要慢得多！

——以撒．艾西莫夫(Isaac Asimov，1920－1992)

美國著名科幻小說家、生物化學教授與門薩學會會員

改善人體功能的優質營養

一、細胞營養學／生物營養學的概念

食物(營養)

人體　疾病

細胞營養學／生物營養學實際上是在講人體、食物和疾病三者之間的關係

前兩章我們講身體構造和營養的關係，以及什麼是優質營養；其末我們結束於醫生常開的玩笑話：80%的病不用治，而70%的病治不好。在這章，我們就要來探討這個「人體、營養和疾病三連環關係」的另一部分，也就是用細胞營養學、營養醫學和營養療法來說明**營養與疾病的關係**。除了將簡單地爲讀者爬梳出一個理路，看看營養科學的歷史、現狀和未來發展趨勢外，其中最重要的一部分，是要呈現給大家一些真實的案例，這些是廖曉華老師近年從事科普教育和營養健康的諮詢服務中，所經驗過的很小一部分、具有參考價值的例子；並且，我們也邀請了劉麗醫生一起對這些病案從臨床醫學角度切入分析，讓大家能很直觀地得到營養學與臨床醫學兩方面的觀點與答案，明白「80%的病不用治，而70%的病治不好」這個玩笑背後的意義。

在科學發展的長河中，營養學是一個最新的學科之一。如果將人類的出現到如今的歷史壓縮到24小時，整個營養科學的發展就等於開始於12秒鐘之前；特別是細胞營養學，作爲一個有系統和有組織的科學出現和發展，也不過是3－6秒鐘的時間。

人類的歷史如此長，而真正研究自身營養的歷史又這麼短，看起來有點兒不可思議。這其中原因很多，但這在很大程度上與我們人類社會的認知很有關係。人自認爲是萬物的主宰，上天入地，戰勝自然，於是人們在很長時間中都不特別注意研究自身這部機器。前面提到，人體其實是地球上最複雜而又最精妙絕倫的機器。

但是近半個世紀以來，特別是近2、30年，人體這部機器的生存似乎受到了極大的挑戰，心血管系統疾病、癌症、糖尿病、關節炎、骨質疏鬆、帕金森氏症，老年癡呆……這些病症隨時威脅著每個人的健康。於是當人們面臨了退化性疾病這場災難，人才真正開始把一部分眼光轉回自身——傳統的臨床醫學更加發達，而同時，營養學和現代細胞營養學也正從艱難歷程中逐步成爲一門獨立的科學。

另外，營養既和生命、疾病直接相連，所以在某種意義上，它比任何現存的科學都複雜和具有綜合性。而它之所以如此艱難，不僅是因爲營養學本身涉及到人體極其複雜的結構，還因爲營養學其實與人們的文化、心理、習俗等密切交織在一起——事實上，儘管營養學作爲一個學科發展的歷史很短，但營養補充療法卻是各個民族和文化中與人類共生共存的古老傳統，更是現代醫學的起源之一。西方哲學家和醫學之父希波克拉底曾說：「讓你的食物成爲你的藥，而你藥就是你的食物。」**而中醫就是建立於「藥食同源」的理念上**，以現代科學的解度來看中醫，與其說中醫是治病，不如說是養身似乎更爲確切。

不過矛盾的是，隨著時代的進步，當科學家們將營養療法科學化、定量化，並製成藥片後，人們卻反而充滿各式各樣的疑問，有時甚至毫無理由的「不相信」，認爲「生死有命，富貴在天」，一點也不想依靠這些小東西。如果在世界上萬物的生存競爭有自然淘汰和人工淘汰的話，這群人或許就是屬於自我淘汰——他們似乎很有英雄氣概，但他們卻忘了：自己有家人，自己的健康至少是和家人的幸福連在一起的。

其實只要重新審視人類在醫學上的發展歷史，就可以知道，營養學，特別是細胞營養學，其發展出來的營養醫學、營養療法、微量營養素的運用等，只不過是我們人類在高端醫學上一個更高層次的旋回，我們站上了一個全新的地平線。

人類醫學從草藥起家，現代營養醫學的開拓者們讓我們在某種意義上再度回到了草藥階段；只不過，這些草藥是被提取出有效成分的定量化藥劑，而不是僅用水煮萃取的單一方式。因此，對於這些天然物質的運用我們有了「**量的衡量**」和「**重複性**」。儘管現代營養學歷史很短，但人類用營養療法的歷史是與人類的誕生共存的；雖然在現代醫學的強勢和快速發展之下，營養療法被主流醫學社會遺忘，可是當現代化帶來退化性疾病時，人們終於又回到歷史的道路上去找回這些被遺忘的財富。

營養療法是古老和現代的結合、科學與自然的結合、東方與西方的結合，更是對臨床處方醫藥一個極大、極重要和必不可少的補充。

簡單而整體地說，傳統的營養學是建立在下列幾種科學方法的基礎之上：實驗室、細胞培養；動物實驗、人體實驗、長期追蹤調查；不同範圍和不同條件的臨床測試和臨床追蹤實驗；對屍體解剖的基礎累積資料；特定地理環境和人體疾病相關性現場調查和測定。當人類面臨退化性疾病的威脅時，現代醫學對此一籌莫展，於是現代營養學和細胞營養學結合了生物、生物化學和其他許多科學的成果，並憑著電腦誕生而來的計算速度、通訊和分析的革命性發展，進而誕生了營養醫學，它以強盛的生命力成爲生命科學中的一支勁旅。

營養醫學從人體最基本的結構——細胞，來衡量細胞的健康運作、新陳代謝，以及其和營養的關係。如果細胞能健康生存、抵抗疾病、正常死亡和正常更新，人體的器官、組織和系統就必然能處於一個健康的正循環中。

說到底，退化性疾病是我們人類自己造成的，這是我們人類愚蠢的一面；然而，人類是經驗動物，也充滿活力、智慧和明智的另一面。最終，我們也覺悟到還需要重新面對自身這部最精妙絕倫的機器所出的問題。於是，人類對這場災難應戰了。近2、30年，在退化性疾病的研究上有了前所未有的長足進展，細胞營養學、自由基和抗氧化的理論研究與實踐，可以說是20世紀生物化學上的最大成就。

自由基和抗氧化的理論和實踐，替細胞營養學帶來一個更完善的發展空間。從電子顯微鏡下觀察，受自由基傷害過的紅血球，個體乾癟，表面坑窪不平；而經抗氧化修復後的紅血球則個體飽滿，表面光滑。所以實際上，這些理論和實踐就是在最根本上從細微的細胞電子層的變化上加強了細胞的構造——特別是**免疫、抗氧化系統**（我們要再一次對讀者強調的是，幾乎所有退後性疾病都是這兩個系統抵抗不力的結果）。

近2、30年的對退化性疾病的研究和臨床實踐、對抗氧化領域的開拓，就像人類又重歸大自然一樣，除了對維生素和礦物質的生理功能得到更深的認識外，對於將植物自身的保護劑——黃酮類物質作為人體的抗氧化劑，更是一項重大發展。雖然草藥在許多國家、民族間都仍一直被使用，但那通常都是源自經驗的積累，而不是科學地衡量和可確定的重複性；當科學和自然結合，在加入量化的概念後，這些被遺忘的健康守護神們就可以再次大放異彩！

我們就用一張簡單的圖來概括表示現代細胞營養學的概念：

細胞營養學的基本概念

人體由細胞組成 → 細胞健康 ＝ 適當鍛練身體健康

常量營養
來自均衡健康的飲食

微量營養
維生素、礦物質元素和生物類黃酮

按目前科學發展的理論和實踐，細胞需要的多種營養素必須有充足、恰當和平衡的搭配。這一最新和全面的細胞微量營養優化量數據載於〈營養補充品比較指南〉(4th)一書中。這也是評價保健品質量的公認黃金標準。

看了這張圖你也許就會恍然大悟，是的，這是再簡單不過的道理——人體是由細胞組成的，細胞的健康運轉就是人體健康的保證！真理是最樸素的，但人們往往自以為懂了，卻在實際上做不到。想想看，你是否也是如此？

道理很簡單，但我們平時恐怕很少想到自身的組成。人體這部奇妙而精美絕倫的機器是從精子和卵子的結合，瞬間開始了生命的歷程；經過這11個月不停的幾何級數式分裂，生命以一個不可思議的速度，由精子和卵子形成的單一細胞變成了約200多個類別的100億個細胞，組成了不同的器官和組織來主管和協調人體的全部生命活動。而人體的所有系統和基本構造，基本上在我們出生後2個月就大致完成了。

透過這些生命科學的事實，我們不難理解到：雖然身體的健康取決於許多方面的因素，而有的因素是我們個人很難單獨改變的（像我們所呼吸的空氣和大環境）；但更大程度上，健康卻是取決於我們給自己的身體所提供的「建築材料」——再明確點說，是取決於我們吃什麼、喝什麼。我們如何對待自己的健康和身體，就像我們選用什麼材料造什麼房子一樣，這是我們可以控制的部分。

Dr. Myron Wentz等人所倡導的細胞營養學認爲，**人體的健康應從細胞開始，只有健康的細胞才能構成健康的身體**。例如新生嬰兒身上帶有大約50多萬個癌細胞，但一般嬰兒不會得癌症。這是因爲嬰兒健康的細胞有很強的免疫能力，癌症一般不會發展。根據癌症專家Patrick Quilin博士的說法，相關的科學家都同意，**一個70歲的人在其生涯歲月中，患有隱性癌症的機會大約有6次，但只有一部分人會緩慢發展成顯性的癌症**。人體本身的機制是有抗癌準備的，問題在於在此過程中要有全面和充分的營養攝取，適當的營養可以預防50%－90%的癌症。

長久以來，人們從許多臨床實踐中用反證法發現，某些退化性疾病的發生與一些微量營養素的缺少密切相關。例如，經由活體檢查各種心臟病的病人的心肌，發現有50%－75%的病例與輔酶Q_{10}的缺失有關；而因心血管疾病而發生的猝死則與鎂的缺失有關。美國健康水協會（HWA）甚至認爲，如果美國飲水中含有足量的鎂（>25毫克／公升）則至少每年可挽救15萬心臟病病患的生命。

而也有研究發現，肝癌的發生，與食物中硒的攝取不足以及人體血硒含量過低有關。肝癌發生率與硒濃度呈負相關。補硒可使肝癌的發病率下降35%，有家族病史者下降50%。這是補充營養能有效輔助治療的明確應證，同時也說明營養補充療法早已用於臨床治療之中。

我們身體的很多不正常，如今都已被證實，是由於長期的多種營養缺失和不平衡所造成的新陳代謝紊亂，進一步導致功能失調、器質性病變、甚至是細胞分裂的錯誤。因此，通過糾正這些不平衡來預防，並在一定程度上調理和修正系統功能，是很自然正確的方法，這也是東方醫學的基本邏輯。

我們可以做到的，就是給身體的所有細胞提供優質的常量、微量營養，保持更新換代所需的足夠原料，讓生命的新陳代謝有條不紊的正常進行。

二、攝取優質的微量營養補充品

優質和適量常量營養素（碳水化合物、脂肪、蛋白質和纖維素）的攝取，基本上可以透過對食物的基本認知，進而調節搭配而加以控制。由老公或老婆掌勺的家常料理，其實就是最健康且均衡的常量營養攝入方式，何況其中還溶入了濃濃的情感。常量營養是身體全面營養的基石，離開常量營養而談微量營養，無疑是沙地起大樓，毫無根基可言。

而和常量營養不同，優質微量營養素的攝取相對不易，並無法透過日常飲食而達到足量和平衡。首先，微量營養足量與平衡的標準是什麼？這不僅在科學家與政府部門間沒有統一的答案，而且在各國的營養學界目前也還沒有一個完全一致的定論。畢竟，真正開始對人體微量元素的系統研究也不過近30多年的光景，相對於人體的複雜，許多密碼都才剛開始解譯。但即便如此，目前科學家們所達成共識和公認的結果，還是足以指導今天的微量營養保健實踐。

我們參閱了世界上不同國家的有關資料，發現由加拿大生物化學家Lyle MacWilliam率領團隊編寫和更新的《營養補充品比較指南（Comparative Guide to Nutritional Supplements）》第四版中，根據13位在醫學、生物和營養學方面專家的研究成果和多年臨床實踐經驗而提出的**「黃金定律」（營養品的評分標準）**依然是迄今爲止衡量營養品科學性、合理性和有效性的最好指導原則。根據這一原則而制定的綜合標準，可視爲目前最好的、經過量化的微量營養優化量標準。只有接近和達到這綜合標準的營養品才能對細胞提供全面均衡的微量營養。這一標準是來自細胞營養學的研究成果和大量的臨床實踐，我們亦將此一標準載於附錄，以供大家參考和使用。

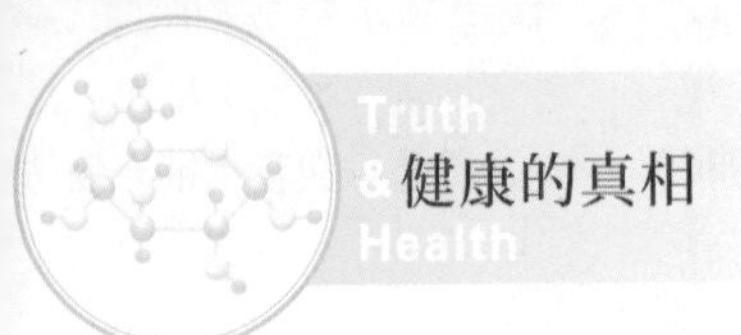

2007年的第四版（2011年曾有過第五版的更新，不過專業版仍是第四版。本書的資料引用以專業版爲主），羅列北美地區1500種以上的營養保健品比較，並在先前的評分基準上，加進新的身體健康衡量因素（新加標準以*標誌）。而且，全部18條基準在原有基礎上，對成分品種、品質和數量的要求亦都較先前提高許多；以前，對所有要求營養素的數量和成分只要達到50%以上就可以得到滿分，而在這新的基準中，只有每個所要求的成分其效力達到100%才能得到滿分。

以下就是更新後，優化健康身體所需要的基本微量營養素的「**18條黃金定律**」綜合標準：

1. 全面性：

產品中是否含有綜合標準中所列的，維持最佳健康狀態所需的全部營養素？最低標準（即能進入被評價行列）是在每一次服用量中，每一種成份，和所有成分至少要有20%的量。

2. 有效性：

產品中每個成分達到綜合標準中要求量100%的營養成分有多少？

3. 礦物質的形式：

產品中的礦物質是否以最易被生物利用的氨基酸螯合物或有機絡合物形式存在？

4. 維生素E的生物活性：

產品中是只採用維生素E的d型異構體（生物活性最高的天然維生素E），還是用它的d／l型異構體（人工合成維生素E，活性只有或不到天然物的一半）？

5. γ-生育酚：

產品中是否含有γ-生育酚（或是γ、β、δ-生育酚的混合物），而且它的效力是不是該產品中單純的α-生育酚的1.5倍？在該產品中的γ-生育酚或混合生育酚與單獨的γ-生育酚對比與到底有什麼效力？

6. 抗氧化劑的支持：

產品中是否含有抗氧化的要素成分：維生素C、維生素E（包括α、γ-生育酚或混合生育酚）和β-胡蘿蔔素、α-硫辛酸、番茄紅素、輔酶Q_{10}、硒；其效力是否達到綜合標準中要求效力的100%？

7. 骨骼的健康組合：

產品中是否含有健骨所要求的幾個必須營養素：維生素D、維生素K、維生素C、維生素B_6、維生素B_{12}、葉酸、硼、鈣、鎂、矽、鋅；其效力是否達到綜合標準中要求效力的100%？

8. 心血管健康的要素：

產品中是否含有維生素E（包括α、γ-生育酚或混合生育酚）、β-胡蘿蔔素、輔酶Q_{10}、鈣、鎂、L-肉毒鹼或N-乙醯L-半胱胺酸、前花青素、多酚類化合物、番茄紅素；其有效含量是否達到綜合標準中要求效力的100%？

9. 肝臟的健康（排毒能力）：

產品中是否含有能維護肝臟健康的維生素C、N-乙醯L-半胱胺酸（包括胱胺酸）、硒、維生素B_2和維生素B_3、菸鹼酸和尼古丁醯胺；其有效含量是否達到綜合標準中要求效力的100%？

10. 新陳代謝健康的支援劑：

產品中是否含有和維生素B_3、菸鹼酸和尼古丁醯胺、維生素B_6、維生素B_{12}、維生素C、維生素E（包括α、γ-生育酚或混合生育酚）、硼、輔酶Q_{10}、鉻、鎂、錳和鋅；其有效含量是否達到綜合標準中要求效力的100%？

*11. 視力健康的營養素：

維生素C、維生素E（包括α、γ-生育酚或混合生育酚）、維生素A（包括β-胡蘿蔔素）和其他胡蘿蔔素、葉黃素、玉米黃素；其有效含量是否達到綜合標準中要求效力的100%？

12. 甲基效應（降低高半胱胺酸的要素）：

產品中是否含有維生素B_2、維生素B_6、維生素B_{12}、葉酸和甜菜鹼；其有效含量是否達到綜合標準中要求效力的100%？

13. 防脂肪肝的營養要素：

膽鹼或卵磷脂和肌醇，其有效含量是否達到綜合標準中要求效力的100%？

*14. 炎症控制的營養因素：

產品中是否含有二十碳五烯酸（EPA）、二十二碳六烯酸（DHA）和亞油酸、γ-生育酚、維生素C、生物類黃酮、前花青素，和從綠茶、橄欖和薑黃中提取的多酚類化合物；其有效含量是否達到綜合標準中要求效力的100%？

*15. 血糖控制／糖基化控制營養素：

產品中是否含有L-肌肽（L-Carnosine）、維生素E（包括α、γ-生育酚或混合生育酚）、維生素C和α-硫辛酸；其有效含量是否達到綜合標準中要求效力的100%？

16. 生物類黃酮類組合：

產品中是否含有生物黃酮類組合：柑橘類黃酮、大豆異黃酮、五羥黃酮／槲皮素（Quercetin）、橡皮苷、陳皮苷、芸香苷、覆盆子精華、綠茶精華和漿果精華；其有效含量是否達到綜合標準中要求效力的100%？

17. 酚類化合物組合：

產品中是否含有酚類化合物組合（多酚酸及其衍生物，包括橄欖精華、薑黃素和綠茶精華）；其效力是否能達到確定的有效標準的100%？

18.潛在的毒性：

產品中是否含有維生素A和鐵（新的綜合標準已不再包含這兩種成分）？維生素A的含量是否超過了美國食物和營養協會極限標準？鐵的效力是否超過了5毫克／天？

看到這樣有科學內涵與水準的「綜合評分標準」，可以無可辯駁的說，**這是目前所能找到在細胞營養學方面最全面而合理的一個衡量營養補充品的「尺」**。

下面我們將這個細胞營養優化量的「尺」與目前還廣為運用的美國RDA標準進行對照，讀者不難從中發現二者的天淵之別。同時也可以明白，為甚麼全面、合理和足量的營養補充不但可以維護細胞的健康、保護細胞不受自由基的傷害，而且還會對受損細胞有一定的修復功能。這正如Dr. Wentz所說：「只有當身體的細胞有足夠和全面的營養，使其每天都能健全生長時，人體才有真正的自我修復能力。」

微量營養素推薦量、安全量和優化量比較表

營養素	美國食品藥品管理局（FDA）建議的每日攝取量（RDA）	每日攝取安全範圍	《營養補充品比較指南》第四版保健品優化量標準
維生素A	男人:3330 IU 女人:2670 IU	10000 IU	5000 IU
β-胡蘿蔔素	2毫克（3330 IU）	15000 IU	13750 IU
維生素B_1	成人:1.0－1.5 毫克 兒童:0.7－1毫克		55毫克
維生素B_2	18－20 毫克	＜200毫克	45毫克
維生素B_3組合(菸鹼酸)	13－20毫克		60毫克
維生素B_5（泛酸）	4－7毫克	＜1000毫克	75毫克
維生素B_6	成人:1.4－2.0毫克 兒童:1－1.4 毫克	＜200毫克	63毫克
維生素B_{12}	2.0微克	＜2000微克	300微克
維生素C	60 毫克	＜10000毫克	2000毫克
維生素D	200－400 IU	＜800 IU	400 IU
維生素H（生物素）	30微克		250微克
維生素K	55－85微克		175微克
維生素E	5－10 IU	1000毫克	600－800毫克
鈣	1－10歲:800毫克 12－24歲:1200毫克 成人:800毫克	＜2500毫克	800毫克
鎂	400毫克	<1000毫克	450毫克

營養素	美國食品藥品管理局（FDA）建議的每日攝取量 （RDA）	每日攝取安全範圍	《營養補充品比較指南》第四版保健品優化量標準
錳	2－5毫克	10毫克	7毫克
鐵	男:10毫克 女:15毫克	45毫克	
銅	1.5－3毫克	10毫克	2毫克
鉬	75微克	2000微克	65微克
鉻	50－200微克	＜600微克	238微克
硒	男:70微克 女:55微克	＜400微克	150微克
矽	20－50毫克		8毫克
鋅	12毫克	＜40毫克	25毫克
碘	150微克	＜1100微克	100微克
硼	*0.5－3毫克	20毫克	3毫克
生物黃酮類	*60毫克		540毫克
硫辛酸	*12－20毫克		100毫克
輔酶Q_{10}	*10－30毫克		60毫克
膽鹼	50－200微克	＜200微克	59毫克
肌醇			125毫克
銀杏－卵磷脂	*120毫克		350毫克
葉酸	400微克	＜5000微克	600微克
氨基葡萄糖苷	*1500毫克		
前花色素低聚物			100毫克

★註一：IU為國際單位 （International Unit），是評估維生素A和維生素D的計量單位。早期是將0.3微克的視網醇或0.6微克的β－胡蘿蔔素定義為1IU，不過隨著研究發現，此計量標準無法真實反應營養素的營養價值，因此已逐漸被其他計量方式取代。

★註二：「*」標示代表無RDA資料，而是根據USANA及其它文獻綜合的資料。

★註三：再次強調，所有的補充都必須是出於需要與均衡，因此在使用任何營養補充品前請先諮詢醫生。

這裡需要明確指出三點：

① 根據細胞營養學理論而提出的營養素優化量，是以人體健康所必需的微量營養素作為評估標準，也就是**當達到這個量的攝取時，具有一定程度的醫療效果**；不僅能夠維持，還能修補那些不斷被消耗和磨損中的身體。

換言之，優化量不但能使細胞健康成長、正常更新換代，而且還可能對沒有到死亡期的受損細胞有恢復和修復功能，這樣才是真正的從根本上維持和加強細胞的健康。優化量對細胞和身體各系統功能的改善無疑對因此而引起的某些疾病，特別是退化性疾病有一定的輔助療效而絕無藥物的副作用。

② 此一優化標準與美國40年代由FDA制定的建議每日攝取量（RDA）相比不可同日而語。眾所周知，RDA標準只是維持一個人能倖存的營養標準，與身體的健康發展相差可以說是十萬八千里；要記住，我們人類已從那個年代走過了70餘年，至少是三代人的歷程了，在此期間我們的環境變化已經跨越了以往幾個世紀的歷程！

在制定RDA時，科學家們對人體細胞如何運作，以及礦物質和維生素如何與細胞相互影響的關係等方面研究非常有限。如今，我們已知道維生素、礦物質不僅能抵抗疾病，更能幫助我們預防多種疾病，包括癌症、心臟病、甚至憂鬱症，它們的角色舉足輕重。

近2、30年來的營養科學研究成果告訴我們，RDA的量和預防退化性疾病所要求的營養成分和需求量相去甚遠。像RDA對維生素E建議攝取量只有8－10 IU，而營養醫學表明，我們每天至少應攝入200－400 IU才能維護一個人真正的健康和活力。換句話說，假設這些產品真的都符合RDA標準，也遠遠不能滿足我們今天的健康需求；因此，在北美市場上，從Mr. Lyle MacWilliam的資料看來，合於其制定標準的產品還不到20%！

③ 要滿足這一標準。光靠從天然食物中攝取是不夠的。按上表。我們每天要攝入2000毫克維生素C（最基本的每日攝取量是1300毫克），這相當於每天要

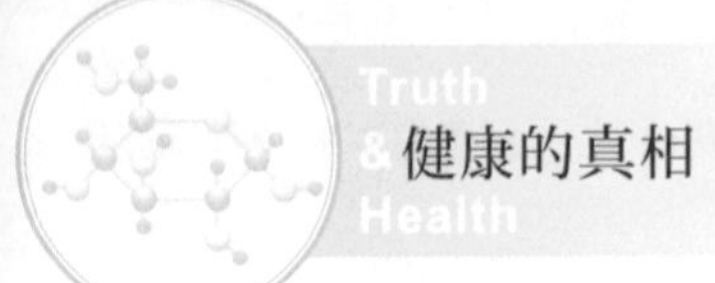

吃16個中等大小成熟採摘的新鮮蘋果或8－10個同樣條件的柑橘。很顯然，正常的飲食根本不可能達到；更何況，現在的作物由於土地的貧瘠（由於不合理耕種方式的糟蹋），已不能從土壤中得到充分的微量營養成分了。以一盤波菜爲例，其中鐵的含量，在1948年是158毫克；1965年是27毫克；1973年是2.2毫克；到了現在居然已經小於2毫克！**以前一個普通大小的番茄，所含的維生素C更是相當於今天的一公斤之多！**

正是基於以上原由，補充一定量的、配方合理的高品質營養品是保證細胞得到全面充分微量營養的必要條件。補充微量營養素是爲了自己的健康、是尊重自己和善待自己、是保持人生最大的財富、是對自身的道德責任，而絕不是錦上添花的奢侈或不必要的消費。

縱觀以上的細胞營養學的論述，**如果身體的某一部分或某一系統出現了退化性問題，一定是那裡的細胞營養錯亂和失衡**；營養失衡又會引起體液酸鹼失衡、內分泌失衡等一系列問題，其直接後果就是身體的新陳代謝紊亂和惡性循環，造成了整個抗氧化防衛系統和免疫系統上的空虛，因而引起了各種自由基在這一部分或這一系統的活躍與猖獗。這種情況下，如果在疾病還沒真正形成之前就立刻人爲地全面補充營養，不但可以保護這部分細胞不再受自由基的繼續傷害，而且還有可能逐步修復受損的細胞，使之獲得再生；如果病已形成，那麼就需要營養品與處方藥雙管齊下，如此才能從根本上加強對這些疾病的治療效果。總之，營養補充品的效果，將會展現在對受損部分細胞的加速修復，最終以改善、加強身體功能的方式呈現出來。

三、營養療法的真實案例

本節所述案例皆為作者所提供之個案，僅供參考；由於每個人的體質與生活習慣皆有不同，讀者若有相關的問題，應及時向您的專業醫師、營養師與藥師洽詢，才能為您的健康做好最佳把關。

在以下的幾十個案例中，你可以看到綜合和全面的營養如何改變許多人身體的運作能力，讓他們的生命因戰勝了疾病而重獲新生。在本節中，你可以更進一步體會到本章和上兩章中提到的身體、營養和疾病三者之間的相關性——簡單，又複雜。在這裡，我們先概括的說：營養療法和現代醫學，此二者在一般意義上應該是互補合作、各有所長。營養醫學是以預防爲主，激發人體內在的生命力和加強身體原本的基本功能；現代傳統醫學則是治病救人。我們既不能把健康單純地交給臨床治療而忽略了從根本上修補身體的重要，也不能只重視營養補充而對醫生和現代醫學存有任何偏頗或誤解。

營養療法和現代醫學治療的區別

營養療法	現代醫學治療
給身體本來就應該有而缺乏的營養素，補充我們日常膳食中無法克服的不全面性，讓身體內的反應更好地達到平衡與完善。如此一來，不但能對疾病有所預防和改善，還能從根本上鞏固和改善人體健康。 微量營養素的補充，可以說就如同每天三餐一樣，雖然作用緩慢，但可長期服用，不會有副作用。	給身體一種純粹的、外來化學合成物的干涉，在治病的同時也將必然引起一種新的不平衡——就是我們說的「**副作用**」。醫藥界有這麼一句玩笑話：「醫生的處方藥就是保持你生病但盡可能不死。」 雖然如此，我們每年至少以應該要找醫生檢查一到兩次身體；而在需要時，我們仍必須要及時看醫生。

在以下的個案和例子中，這些患者對他們的疾病採取了一種積極參與的態度，或單獨用營養療法、或與臨床治療配合，其所得到的，是以往單獨進行傳統臨床療法所無法企及的結果。藉由廖曉華老師、田洪均老師，以及劉麗醫生各自用他們的專業知識，對這些個案進行分析，提供給讀者一個深入淺出、知其所以然的清晰答案；讓讀者對身體、健康、營養和疾病等的關係，能從更爲廣闊和不同的角度切入思考，讓人們能掌握住自己的生命和活力盎然的生活。

在此要特別說明幾點：

① 文中所提的這些病例，除了最後兩個是廖曉華老師所處理的美國西方民族的案例外，其餘均來自台灣、亞洲和旅居在世界各地的華人，是從北美到亞洲、從澳洲到紐西蘭，華人朋友和他們的親人們所提供的重要案例。爲了表示尊重，我們盡可能保持原件中的人稱運用，除了對文字稍微潤飾並將部分的資料進行必要的清晰和表格化外，我們也略去營養品的品牌。除此之外，我們沒有作其他改動。而爲了保留個人隱私，內中不提及真名。

② 我們曾力圖按疾病分類，以便從臨床和營養兩個角度切入評論，但我們在粗略劃分後就放棄了此一想法。因爲就像我們在第一章中所講的，我們的身體是一個龐大、複雜和互相關聯的大體系，某一個器官和系統出現問題，或早或遲都會連帶產生越來越多的問題，很難將這些按某種病例歸類。而從中，讀者或許也會體會到，爲什麼以疾病爲目標的臨床醫學往往治標而不治本，甚至會產生副作用；而營養醫學和臨床療法的配合則會補充這一缺陷，讓整個身體從功能上獲得一個相對全面的恢復。

③ 在不少例子中，我們都提到了處方藥的副作用。對此，我們並沒有任何指責和貶低醫生與臨床醫療的想法（請參閱序）。在臨床治療中，首先，處方藥是容許副作用的；第二，大部分醫生是認真地用他們的知識和經驗來對付疾病，盡心處理和治病救人，全心的實踐人道主義。他們沒有錯，因爲他們沒有學習到足夠的營養學知識，所以只能如此的使用處方藥和進行手術，除此之外，他們不知道其他的方法。

④ 這是一本科普教育書，就像在本書一開頭所強調的那樣，一切都是爲了基礎知識的傳播。我們會在書的**附錄**中列出案例中所使用的主要產品的成分與含量，其目的在於讓人們理解一些高營養保健品的品質水準（符合第三章中營養學界公認的18條標準）。對於讀者，如果有相同的症狀，千萬不

能簡單的模仿，而要與你的醫生、專業營養人員討論你的情況，找到一個適合於你的治療和保健方案；我們一定要再三強調：**營養療法，每一個人都是一個個案**，因爲營養素在體內的作用與你的生活習慣、本身體質等很多因素都是密不可分的。我們對我們所傳播的知識和資料的準確性負責，但不對任何人簡單模仿所造成的結果付任何責任。

⑤ 由於台灣營養相關的全面性資料有限，我們無法提供台灣在地營養品的詳盡資料，希望大家原諒。但希望有一天，我們能從營養科學的角度看到台灣有關產品的準確資料。

⑥ 以下的案例中，我們將會分別從劉麗醫師的臨床醫學觀點，以及廖曉華老師的營養醫學的觀點切入評論，以供大家更清晰而詳盡的理解。

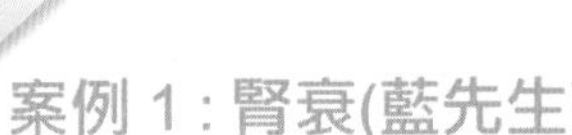

案例 1：腎衰(藍先生)

我　在2004年1月，經驗血查出腎衰竭，當時腎功能20%左右，血壓160／100，血紅素很低，缺鐵性貧血。醫生給了我二種降血壓藥同時吃，而且還是最大劑量；另外還有鈣片、紅血球生長激素針劑（Erythropoietin，EPO）每星期30毫升、每半年從靜脈輸鐵，還要吃激素。不過因爲我吃了激素後頭會很暈，所以停止了。

到了04年4月，腎功能下降到15%左右。我看了中醫，吃了中藥後，腎功能停止下降；但之後食欲變得非常差，而且還會噁心，人也很疲勞，起床2－3小時就想去睡覺。

8月，我開始服用優化劑量的高品質營養保健品（細節附於文後），用了以後腎功能非常穩定，食欲恢復正常，身體也不太疲勞。有時中午也不用睡覺，每晚基本上是11點到凌晨2點間就寢。血壓基本穩定，降壓藥劑量減半；紅血球生長激素針劑減少爲每月30毫升；醫生開的鈣片2400－3600毫克／天；基本停止從靜脈輸鐵。

2006年1月，我到一個海灣去旅遊一個星期，爬山、游泳，由於太過疲勞，腎功能下降到10%左右。到了2006年5月，腎功能降到8%左右，開始做腹膜透析（簡稱腹透，爲洗腎的一種方式）。身體狀況變差後，我又再次有所警覺，除了配合臨床與營養療法外，我也減少了工作與生活上的安排與壓力，於是身體也逐漸恢復過來。

我還記得剛被檢查出腎衰竭時，醫生判斷我大約3個月到半年就得要做透析，但我整整維持了近2年半時間，連醫生也覺得很奇怪。我沒有告訴醫生我正在用營養保健品，因爲我問過醫生，當時遭到醫生的強烈反對；醫生告訴我，腎衰竭的病人最怕引發併發症，亂吃營養保健品可能會造成心臟和肝臟出問題。但這3年來，醫生定期檢查我的心臟和肝臟時，它們的狀況一直非常好。

案例中所使用的營養補充品每日劑量：

基本營養素全量、魚油×2、維生素C×4、葡萄籽精華×4、臟力寶×4、肝臟寶×4、銀杏葉－卵磷脂×4、硒×4、纖維素×2匙。

（註：此案例中沒有吃含鎂的鈣片，因為驗血顯示，體內的鎂太多了。）

劉麗醫師的臨床觀點：

腎衰的起因很多，最主要的誘因是高血壓和糖尿病。其他原因和遺傳因素、腎結石、感染及濫用止痛藥等有關。該患者顯然是高血壓所引起，且屬於慢性腎衰，慢性腎功能衰竭是一個進行性發展的疾病，具有不可逆性，預後不樂觀。據國外報導，當Scr（Serum creatinine，血清肌酸酐）>442微莫耳／公升（5毫克／公升）時，進展到終末期尿毒症的平均時間爲10.8個月；Scr越高，發展越快，生存期越短，需要作透析（洗腎）的間隔時間越短。

但是其中又與兩個因素有著密切的關係，一是與基礎病因密切相關，如慢性腎小球腎炎引起的腎衰爲10個月，無梗阻性腎盂腎炎引起的腎衰爲14個月；糖尿病腎病引起的腎衰最差，僅6個月；多囊腎引起的腎衰最慢，爲18個月。

其二則是與各種合併症和加劇因素有關，在各種合併症中，以合併高血壓預後最差；各種加劇因素，如感染、心衰、脫水，或治療不當，均可導致腎功能惡化，但如迅速糾正加劇因素，可部分扭轉病情，病人能有一段相對穩定的時間。

臨床治療方面，西醫是以洗腎透析（腹透和血透）爲首要方法之一；中醫是對正虛、邪實辯證施治。其結果是對症治療、緩解病痛，減緩疾病發展，延長壽命。但是生活的品質將大受影響。

廖曉華老師的營養學觀點：

患者用優化劑量的高品質微量營養保健品，補充了在正常的三餐中無法得到的充分營養素，把自己做腎透析的時間推遲了兩年多，而且在推遲的日子裡，生活基本仍像個正常人一樣。他所用的基本營養素（多種維生素、有機酸螯合的微量和痕量礦物質、多種全面的植生素）是對一個身體多個系統都有病症的病人全方位的功能調理，這些微量營養讓身體自身管理能力從根本上改善。

在這一基礎上，臟力寶、肝臟寶對內臟（心、肝和腎）、能量轉換系統、排毒機制有所加強；維生素和葡萄籽精華的結合使用，加強了免疫系統和血液循環系統；銀杏葉－卵磷脂加強了大腦的供氧和神經傳導，讓身體的運作能夠有序協調；魚油是一個細胞新陳代謝中所不可缺少、且人體自身無法製造的必要營養素；硒的抗氧化作用幫助一個病體加強了抗自由基的作用（以上不少微量營養素本身也是重要的抗氧化劑，像維生素C、葡萄籽），每天適量的纖維素則對一個病人的及時排便具有催化作用。

患者藉由高品質的微量營養，讓他的身體從根本的細胞層面得到修復，從而使身體整體以及他的腎功能得到很大程度的修復。從一個營養科普教育工作者的角度，我對於藍先生仍是感到一點遺憾——他勇敢的把臨床醫療和營養療法結合，是一個開拓者——然而，從生活習慣上，他並沒有給這個已衰竭的腎一個更長和更好的修補的機會，不僅在平時沒有規律的作息，而且還超常的使用一個並沒有完全恢復的身體，而也可能因此失去了澈底避免透析的希望。從這裡我們也可以看到，營養補充品不是藥，營養療法是我們飲食的一部分，其結果是與我們每天健康的生活方式不可分離的。

案例 2：兒童腎症候群(林小姐)

我侄　兒在一次健康檢查中驗出腎症候群，當時只有1歲半，全身出現浮腫現象，每天住院打消炎針，補充大量鈣質，就這樣反反覆覆6年。他8歲那年，有機會開始接受營養療法，服用好的營養補充品，每天1次。吃了2個月後，病又復發了，而且比以前還重。不過依據我的知識，我想這應該是一種康復反應。

當時的驗尿報告顯示，他每小時流出的尿蛋白是992毫克，而醫生選擇用大量鈣和激素來治療；同時，他的主治醫生通過閱讀了營養品的說明書，同意用加大這種營養保健品的劑量來配合治療。在治療期間，每天的營養素從2次加到3次，他狀態良好，還堅持自學，補修錯過的上課內容。經過3個月的臨床和營養療法結合的治療，他終於完全康復，驗尿的報告顯示，尿蛋白是10－12毫克（正常人是120毫克以下），非常正常，大家都為他徹底脫離腎病的折磨而高興。營養療法給了他一個健康的身體。

案例中所使用的營養補充品每日劑量：

兒童營養素×1、鈣×1、葡萄籽精華60毫克、礦物維生素C×1。

（註：其劑量依照醫生指示而有所調整）

劉麗醫師的臨床觀點：

小兒腎病症候群的特點是高度浮腫。孩子下肢、頭臉、軀幹都可能有浮腫，特別是組織疏鬆的部位會更明顯，如眼瞼、男孩的陰囊（有的甚至腫得像燈泡）。同時，還會有內臟漿膜腔的積液，如胸腔積液及腹水。浮腫嚴重者皮膚薄而透亮，皮膚稍有損傷便會滲水。水腫會影響血液迴圈，使局部抵抗力降低，極易發生感染。

腎病症候群病程較長，極易反覆發作。最大的危險是繼發感染，如皮膚丹毒、腸道感染、肺炎、原發性腹膜炎和敗血症等，任何繼發感染都可引起死亡。腎病症候群在小兒腎臟疾病中較爲常見，分原發性腎病症候群和繼發性腎病症候群兩大類；原發性腎病症候群又可分爲單純性腎病和腎炎性腎病、先天性腎病三型。小兒以單純性腎病最多見，約占兒童腎病症候群的80%以上，小兒單純性腎病症候群的發病年齡多在2—7歲之間，預後良好；腎炎型腎病症候群多發於7歲以上的小兒，預後較差，往往易引起患兒腎功能衰竭。

小兒腎病症候群的治療原則：中西醫綜合治療，注意休息和營養，維持電解質之平衡，預防和控制感染及其他併發症。

廖曉華老師的營養學觀點：

我們在這裡爲這個孩子格外高興，不少在兒時患腎病的人因種種原因處理不當而終生不癒，最後常和醫院打交道而在病中度過。而案例中的孩子卻能在8歲就和疾病告別，實在值得慶幸。

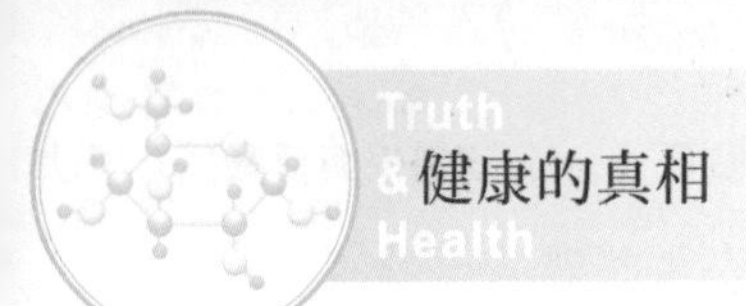

他的主治醫生其認真的態度和開放的思考讓他有幸能在接受傳統臨床治療的同時使用營養療法。在臨床治療控制住嚴重症狀的同時，讓全面且高品質的營養品從身體本身的功能上修復自身，這樣身體就可以從功能上而不僅僅是症狀上得到真正的恢復。

案例 3：體弱多病(金小姐)

科學地使用高品質的營養補充品，讓我對生活重新燃起了希望。

我從小身體不好，生下來2個多月就得肺炎，2歲又得了一次肺炎，因此上呼吸道不停的發炎、氣管炎不斷的發作，使我一直離不開打針、吃藥。直到扁桃腺的炎症使扁桃腺的潰瘍已經無法靠抗生素癒合時，醫生勸我割掉了兩個扁桃腺，當時我是15歲左右。

扁桃腺割掉後，體質及抵抗力依然很差，所以從這之後，再有炎症發作就集中走向氣管炎和鼻竇炎，長年累月地困擾著我。慢性鼻竇炎又常常急性發作，發作時上顎竇、鼻旁竇裡都是膿，不能正常呼吸、頭昏腦脹，要靠滴鼻淨、麻黃素等幫助通氣。爲了治癒鼻竇炎，穿刺無數次，受罪卻也沒有從根本上解決問題。因爲長期滴鼻藥，加上鼻道的發炎、腫脹等各種因素，刺激鼻子中不斷長出鼻息肉，更讓鼻子不通氣。因此，又做過3、4次鼻息肉切除手術。此外，下鼻甲腫大、鼻中膈彎曲等，也都做過相應的手術和治療。

移民到澳洲後，鼻竇炎依然困擾著我。於是，在又一次急性發作時，聽從醫生勸告在聖喬治的一家私立醫院（因爲公立醫院排隊要等上一至兩年）作了一個鼻竇炎的大手術，自己花了1000澳幣，加上私立醫院保險公司又幫我付了700多澳幣。手術後的大出血，靠吃雲南白藥中的急救丸才止住。但是，鼻竇炎還是沒有好，依然要靠吃抗生素來消炎。醫院、醫生、手術、抗生素已經與我結下不解之緣，他們已經是我生活中的重要部分。

除了鼻竇炎的折磨外，我還得過兩次腎炎。雖然長期靠中醫、中藥調理有很大的改善，但也還是常常腎虛、水腫等。由於內分泌失調，還引發了乳腺增生、甲狀腺良性腫瘤（腫瘤已在澳洲手術切除）。還有，長期困擾我的便秘也是屢治不愈，很嚴重；頭痛，雖不是大病，也是經常要靠止痛藥來緩解。

總之，整個人的身體一直處在不健康的狀態。但因爲我生性比較好動，又喜歡各種運動。所以，以前一直仗著年輕、多運動，總體上還是一次次地度過了疾病的難關。但隨著年齡的增長，接近50歲時，以前的問題沒有解決好，新的問題又接撞而來，更年期引發血壓高、血脂高、膽固醇高（三高）、骨質疏鬆、記憶力嚴重衰退等。每日裡頭暈腦脹，連走在路上都會摔跤，忘東忘西的，開車前要吃藥讓頭腦清醒些才敢開車。所有這些都讓我感覺自已像個老人一樣，無法振作起來面對生活。不得不繼續看更多醫生、吃更多藥。

因爲身體的多病，除了吃藥外，我一直比較接受營養補充品。經常吃一些維生素C、維生素E、維生素B等。這些有一點點作用，但效果都不明顯。直到3年前，我開始科學地服用高品質的營養補充品後，我的身體才真正地發生了「質」的轉變。

用了這些產品後，幾個月內我的便秘開始緩解，從那之後一直到現在，再也沒有便秘的問題，而且每天至少有一至兩次排便。這些產品科學、全面、均衡的補充，使我的體質得到改善，抵抗力增強了，很少感冒，鼻竇炎犯的次數逐漸減少，看醫生的次數也減少。幾十年離不開的抗生素，特別在最近的2年多裡，大概只因偶然遇上一兩次流感吃一下，再也不像以前一樣，幾乎是每天要吃了。困擾我幾十年的鼻竇炎，現在可以說已不治而癒。

血壓、血脂、膽固醇指標，基本上也維持在正常狀態，不用吃任何藥物，也不再頭暈腦脹。記憶力基本上恢復到3、40歲的狀態，不用再吃藥來維持頭腦清醒。

補充高品質的營養品使我的精神狀態和身體重新煥發了生機，不再讓我感到衰老與疾病無時無刻的陪伴，讓我對生活重新燃起了希望，可以用更多的時間和充沛的精力去做自己想做的事情。說起營養療法給我帶來的益處，真是千言萬語也難以表達我對這些科學家們的謝意。我真誠地希望能有更多的朋友能知道營養補充療法的科學和益處，更好的改善和保護自己的健康。

案例中所使用的營養補充品：

平時，基本營養素全量、活性鈣鎂片、魚油、葡萄籽精華、臟力寶、銀杏葉－卵磷脂；感冒時，增加維生素C攝取。

劉麗醫師的臨床觀點：

先天不足、後天失調是這個病例的貼切形容，正常情況下，一個人是在30歲後體內各系統、各臟器的功能開始出現緩慢衰退，由於身體的代償功能和對緩慢衰退的適應，不至於會很快出現病症；所以一般在50歲後才會出現衰退性疾病的症狀，這是在沒有任何保健的情況下的自然發展趨勢。

其根本成因，就是生活壓力越來越重，空氣、食品的污染加劇，食品的有機含量減少，這些都使得身體細胞的營養減少，損傷加重；身體的代償是有限的，如果超過這個代償極限，身體就會出現病狀。如果一個人先天不足，卻能在後天注意補給，修正先天的不足，情況也會逐步好轉；否則就會出現早衰，影響後半生的生活水準。

所以說，一個人即使沒有先天不足，也要在平時注意微量營養的補充，越早補充越有利於你後半生的健康和生活水準；同時，也要有一個良好的生活方式、愉悅的心情和適當的運動。這樣才能使你的生活幸福美滿。

廖曉華老師的營養學觀點：

這位患者的情況正如劉醫生所說，是先天不足、後天失調的結合。後天的失調，一部分要「歸咎」於大量抗生素的運用（這邊並非要指責醫生用藥的不當。由於其所學的侷限，抗菌素是一般醫生所知的最佳選擇之一）。雖然抗生素一次又一次地加大劑量並制止了她的症狀，但其副作用——特別是對身體合成和代謝功能的極大干擾，對肝功和腎功能的損害程度也在逐步的累積；到了中年，這種積累牽涉到各個系統，最後以心血管與神經系統的問題呈現出來。補充優質的微量營養素，從根本的細胞營養的層面上滋養身體，身體逐步恢復健康，才有修補自身的能力，也才能使很多綜合性症狀得到改善。從她的例子中，還可以看到，運用營養補充法，首要的和根本是營養品的選擇，要是真正高品質、符合身體需求、並符合營養師指導的產品才能有效率。

案例4：C型肝炎、哮喘、心動過緩(雷小姐，口述代筆)

雷小姐，52歲，C型肝炎、哮喘，心跳慢、先天性心臟弱，二歲還不會坐，12－20歲之間兩次突然暈倒；12歲那次醫生甚至放棄治療，在送往停屍間途中甦醒；在醫院治療期間無法坐，只能躺，非常虛弱。

成年後醫生建議心臟裝心律調節器，但因爲害怕而沒有做手術；多年後醫生再次建議，仍被拒絕。最後經朋友介紹，開始使用營養保健產品，從小劑量開始加到全量，6個月後，哮喘改善，心跳雖然仍慢但精神非常好，人覺得有力，活得輕鬆了。

案例中所使用的營養補充品：

基本營養素全量、活性鈣鎂片、深海魚油、葡萄籽精華、臟力寶、硒蛋胱胺酸、纖維素。

案例 5：血糖不正常、甲狀腺功能亢進、鼻子過敏等 (蘇小姐，口述代筆)

蘇小姐，45歲，從小體弱，30多歲時開始出現血糖不正常、鼻子過敏等問題；後來因爲某些問題將膽切除，造成甲狀腺亢進，伴有渾身骨痛現象。被發現甲狀腺亢進時指數非常高，症狀是：渾身打顫、心跳厲害、無力、冒汗，醫生採用藥物治療後，白血球的一些指數不正常。

之後，開始用營養補充療法，從小劑量加到維持全量；3個月後盜汗、雙腳無力、胃口不好、便秘現象改善，6個月後渾身骨痛的現象改善，1年後鼻子過敏、血糖不正常得以改善。現在無任何疼痛不舒服的現象，人活得比較輕鬆，甲狀腺亢進現象完全消失，生活重新有了意義。

案例中所使用的營養補充品：

基本營養素、活性鈣鎂片、深海魚油、葡萄籽精華、臟力寶、婦康寧、硒蛋胱胺酸、銀杏葉－卵磷脂。

廖曉華老師的營養學觀點：

以上兩位女士也是從小體弱多病的狀況，像這樣的身體，該看醫生時不要拒絕，但也要用全面營養補充。用中醫的話來說就是「養」，從基礎功能上的改善和提高體質是一個更根本的選擇。

案例 6：腦梗塞、糖尿病及糖尿病合併症、高血壓、高血脂、冠心病(陳先生)

陳先生，1949年8月生，2003年10月10日—10月30日患腦梗塞住院治療（本文是他與妻子共同在2006年所寫）。出院診斷：腦梗塞－左側外囊、腦廣泛高血壓病Ⅲ期、糖尿病第Ⅱ型、冠心病、高血脂，出院後恢復不理想，2003年12月24日午飯吞咽時發生窒息。

2003年12月28日起開始服用營養保健品，在一年左右的時間中每天服用加強量三次，於後逐步減爲保持量。

既往病史及好轉狀況對照如下：

A. 糖尿病：

1985年（35歲時），由於嚴重的牙周炎和整個牙床的衰竭而查出罹患糖尿病第Ⅱ型，每日用藥：6片拜糖平、3片達美康。也曾用諾和靈30R胰島素每天50單位，血糖控制不好（特別是空腹）。現停用口服藥，每天用諾和銳短效胰島素每天約20單位，如控制熱量攝入可不打胰島素，血糖控制基本正常（包括空腹及飯後）。

血糖史	空腹	餐後
1985	147	
1989.07.31	153	
1989.11.21	171	
1996.12.17	223	359
1997.03.06	298	450

血糖史	空腹	餐後
1997.04.25		213
1997.05.23		228
2000.05.11	278	
2000.12.21	212	

日期	糖化血紅蛋白 （參考值4.0%－6.0%）
2001.05.11	11.2%
2003.02.26	9.5%
2003.09.1	8.3%
2004.03.31	6.7%

日期	糖化血紅蛋白 （參考值4.0%－6.0%）
2004.07.2	7.7%
2005.03.9	6.7%
2005.11.23	6.3%
2006.03.7	5.6%

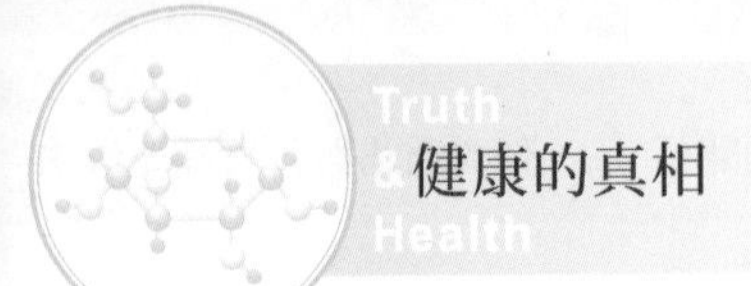

B. 高血壓：

以前每天服用降血壓藥物降壓0號1片、開搏通6片、倍他樂克3片，血壓仍控制不好，2003年10月時的血壓是180／110；現在每天服開搏通3片，其餘藥均停用，高壓120－150，低壓70／80。

C. 冠狀動脈性心臟病（冠心病）：

1992年12月，因嚴重心律失常在醫院的心臟科加護病房住院治療。出院診斷爲：心律失常－頻發室性早搏、短陣室速、冠心病。

1998年心絞痛嚴重發作，在醫院心臟內科住院治療。經冠脈掃描診斷：左冠前降支中斷中度狹窄、左旋支近段中高度狹窄、遠段高度狹窄；左心室掃描顯示：左室壁階段性運動障礙、右冠開口變異。出院診斷爲：冠心病、不穩定性心絞痛、陳舊性心肌梗塞（三支病變）、糖尿病第Ⅱ型、高血壓病。

在開始服用營養保健品之前，數年間心絞痛頻發，體力活動大受限制，經常在遇冷、行走（20－30公尺的距離）等時候心絞痛發作，每天數次，有時睡覺中會因心絞痛而不能入睡，安靜時也會發作。常年服用複方丹參滴丸、蘇合香丸、速效救心、硝酸甘油等藥物。

之後開始服用優質的營養補充品，兩三天後，感覺心絞痛似乎不見了。當時正値冬季，2004年1月份的某天，迎著大風從2公里以外走回家，驚喜地發現竟然沒有心絞痛。這在以前是不可想像的。以前即使200－300公尺的距離也必須停下兩三次緩解心絞痛。

從2004年至今，無論行走及一般的體力活動，也不管寒冷還是炎熱的天氣，極少感覺到心絞痛，僅僅感覺到的幾次也很輕微（平均一年僅

5次），稍事休息或服幾粒複方丹參就可在短時間內恢復。平均兩年發生的心絞痛次數加起來還沒有以前一個星期的次數多。

D. 高血脂病：

以前血脂異常，服用高品質的營養補充品後逐漸正常。

服用優化量的營養素2個月後，血脂兩項指數恢復正常，服用6個月後血脂完全正常，並且自從服用營養素後，停用所有降血脂藥物。

日期	總膽固醇(120－220)	三酸甘油酯(40－60)	高密度脂蛋白(35－55)	低密度脂蛋白(<120)
1996.12.17	234	843	26	
1999.10.12	223	388	26	103
2000.05.11	197	550		
2001.12.21	266	207	37	168
2002.08.13	240	170	34	143
2003.08.07	237	269	28	145
日期	總膽固醇(3.4－5.2毫升／公升)	三酸甘油酯(0.56－1.7)	高密度脂蛋白(0.9－1.4)	低密度脂蛋白(2.1－3.1)
2002.12.28	6.33	3.02	0.77	4.1
2004.03.29	5.71	1.38	1.00	4.26
2004.06.30	4.39	1.22	1.08	2.83
2004.12.30	4.94	0.96	1.39	2.82

E. 糖尿病腎病：

糖尿病和腎病數年，血、尿指數均異常，服用優質營養素後逐漸恢復正常。以下爲化驗血數據。

服用優質營養素一年後，血、尿腎功能指數完全恢復正常。需要注意的是，在2005.03.15那天，因爲吃飯時蛋白質攝取量過高（包括魚、牛肉、豆花等食量較大），當天晚上開始留尿（從PM10：00至次日AM6：00，共8小時）第二天查尿指數較前次有反覆，故仍需控制食物中蛋白質比例。

日期	尿素氮(BUN) (8－21)	肌酐(CRE) (0.6－12)	尿酸(UA) (2.5－8.3)
1999.10.12	21	1.0	6.1
2000.05.11	22.7	1.1	7.1
2001.05.11	5.3	1.2	5.4
2003.03.06	15.4	1.7	6.1
2003.08.07	22	1.5	7.4

日期	尿素（UREA）(1.8－7.1毫莫耳／公升)	血肌酐(CREA)(44－133)	尿酸（UA）(150－420)	前白蛋白（PA）(170－420毫克／公升)
2004.03.29	7.53	109	396	318
20040.6.30	7.7	108	411	323
2004.12.30	5.24	86	306	298

尿化驗指標	微量白蛋白(mAlb)	尿肌酐（Cr）	微量白蛋白／肌酐（A／C）
2001.06.14	230	46.6	493
2003.08.06	295	46.6	633

日期	尿白蛋白(A)(mg／L)	尿肌酐(C)(mg／A)	白蛋白／肌酐(A／C)(< 30)	尿白蛋白清除率(UAER)(0－20ug／min)
2004.04.01	49.7	31.8	156	134.6
2004.06.30	21.4	15.7	137	107.0
2005.03.16	92.9	30.0	310	319.2
2005.11.08	7.4	37.3	20	20

F. 糖尿病視網膜病變Ⅱ－Ⅲ期：

糖尿病視網膜病變十餘年，1999年發展爲Ⅱ－Ⅲ期，視力下降、視野缺損，有時視物模糊。服用優質營養素半年後逐漸恢復，經檢查眼底已看不到出血點（以前每次檢查均有出血點），經其他家專業眼科再次檢查、確認，結論仍是沒有眼底出血了。2005年11月複查情況比一年多以前更好，視野正常視力提高，兩眼均達到5.0。

1989	有眼底出血。
2000.06.30	查眼底有出血點，視力右0.7 / 左0.7。
2003.10.23	查網膜可見微血管病、出血點，視力右4.7 / 左4.8。
2004.04.28	視野右顳上部分缺損，未見出血。
2004.05.26	眼底未見出血，視野正常。
2005.11.18	眼底未見出血情況比上次好，右5.0 / 左5.0。

G. 脂肪肝：

服用優質營養素後半年內脂肪肝消失。

2003.10.15	超音波影像報告單診斷意見：脂肪肝。
2004.05.25	醫院超音波診斷分析與診斷提示：肝膽胰脾腎未見異常。

H. 糖尿病皮膚病變：

糖尿病厚皮症。整個後背皮膚比正常皮膚厚硬；2000年糖尿病急性硬腫病，脖子後面突然腫起一個直徑10公分厚度、1公分大小的紫色腫包，很硬，12年來範圍擴大、加重，醫生說如再不好，會自行破潰不封口。要想好轉只有控制血糖，皮膚科對此病無治療手段。

服用營養素後脖子後腫塊及背後皮膚都漸漸有起色，但感覺好轉過程比較緩慢，經過大約1年多的時間後才恢復正常。

I. 糖尿病外周血管病：

以前對走路很懼怕，只走很短的一段路（約兩個電線杆之間）就感到腿痛，如不停下來歇一會兒就會痛的腿抽筋。真不敢想像自己這輩子還能有機會走到兩站公車站那麼遠的距離。

現在每天要走2萬步左右，雖然有時腿還會痛，但比過去強上百倍。一天和同事去公園散步，不知不覺走完一大圈（約16000步），竟然一次也沒停下來歇腳，也不覺得累。走完看時間還早，又到植物園接著走了一個多鐘頭。

J. 超重、便秘、尿頻：

2003年10月體重85公斤（身高176公分），BMI指數27.44；服用營養素、控制飲食、加強運動後，體重逐漸減到65－68公斤，BMI指數21－22。原來的大肚子沒有了，以前繫個鞋帶都氣喘半天，現在人很精神、體力好。

以前很多年要靠吃瀉藥、灌腸才能大便，一般每兩三天才一次。現在基本每天一次大便，不用再服瀉藥和灌腸。

以前幾乎每一個半小時就要起床，夜裡差不多都要起來4、5次，現每晚小便1－2次，夜裡不像從前那樣來回折騰了。

……| 小結 |……

我患糖尿病20餘年。遺傳因素加之長期不良的生活方式：吸煙、喝酒（平常不喝但酒桌上常常大喝）、大魚大肉、不愛運動、工作壓力（長期從事經營管理）、生活沒有規律，加之完美主義的性格（現在認識到這是一種非良性的心理狀態），總想把工作和事情做得完美。時間一長，各種併發症相繼出現。1992年患心律失常後，戒了半年的煙癮又犯了；1998年在抽了一天半的煙後，終於被救護車送進醫院。

躺在心臟冠狀動脈掃描的床上，聽醫生指著一處處被堵的血管對實習醫生說：「這、這、這就要斷了。」看著螢幕上一條條就要斷流的血管，我才感到再抽下去就要不行了。從此戒了煙，一根再也沒抽過。看來戒煙這事在死亡的威脅下根本沒有什麼藉口，以前那麼多人苦口婆心地勸不理，自己想通了才發現其實不難。但可惜的是其他的種種惡習並沒有隨著香煙一起灰飛煙滅，依舊伴隨著我。

直到2003年一場腦梗塞，使我受到更大的打擊。我對健康再無知、再愚蠢也感覺到了：這是老天給我的最後一次機會，不會再有了。如不再改，死路一條——無奈那時的我，百病纏身、心灰意冷，尤其是腦梗塞出院後恢復得並不理想，總是擔心會不會復發。2003年2月24日吃午飯時，突然被一口嗆住，瞬間失去知覺向後傾倒（腦幹中風影響了吞咽功能），幸虧當時一旁有人，不然後果不堪設想。自己感到前途茫然、情緒低落，家人擔心受怕、憂心忡忡。

2003年12月28日我永遠不會忘記的一天，兩位好朋友來到家中，他們得知我病重，特地從澳洲帶回目前全球市場上最高品質的營養品送給我，並期待著奇蹟的發生。3、4天後，奇蹟真的出現了！我不再感覺心絞痛，腿也不似從前那樣走不了幾步就疼痛難耐，我能在寒冷天氣時的戶外自由行走了，真是令人喜出望外。

很快我又增加了另外幾種營養補充品，情況如上所述，我的身體發生了變化，原有的種種病痛不可思議的漸漸逆轉。兩年多來每天持續服用營養補充品，加之改變不良生活方式、控制飲食、加強鍛煉、調整心情，終於，我從絕路上一步步走了回來。感謝好友介紹這些令我重獲新生的優質營養品；感謝我的兒子從工作那天起，就賺錢供我購買這些營養保健產品並以此爲樂；感謝我的妻子與我共渡難關；感謝每一位給予無私援助的親友，讓我擁有今天的幸福美麗的家，我會永遠銘記你們給了我安心養病的信念。

案例中所使用的營養補充品：

基本營養素全套、葡萄籽精華、活力鈣鎂片；2004年1月起又加服纖維素、活力ω-3、心臟寶30、康蒜寶、銀杏葉－卵磷脂、保列健、礦物維生素C等。

廖曉華老師的營養學觀點：

陳先生和他妻子爲我們寫的這整個過程，從傳統的臨床治療到將臨床治療與營養療法結合，是我接觸到的病例中最讓我感動的病案之一。我讀到最後一段時，不禁流淚……我多麼希望我們的科普教育能喚醒更多的人，讓人們能更多、更早和更有意識的熱愛生命、珍惜健康。保健是一種責任，不要等到和死神擦肩而過時才開始醒來！

我也希望人們要學習一些保護自己的基本常識。有幸的是，陳先生爲自己也爲家人做了亡羊補牢的努力，在繼續臨床治療的同時，積極地運用營養保健療法相配合，而且認真改善自己不良的生活習慣，讓自己享受到了一種全新的、生命本身應有的、充滿生機和活力的感覺。如果你有興趣，仔細讀一讀他的體檢資料你就可以看到，單純的臨床醫療能在一定程度上讓他得到一時的「正常結果」，然而對症下藥的處方藥，就像拆了東牆來補西牆，漏洞一個接一個，把一邊壓平另一邊又會翹起。

因此無論從化驗的「紙上結果」到他的「感覺」，病魔都依然猖獗；而優化劑量的微量營養素療法的介入，從身體的根本上幫助修復他的細胞、修補他的組織、補正他的系統，用中醫的話說，是在補他的元氣，不僅僅是逐步讓他的生理指數正常化，而是讓他再次有了真正的生命和生活；而用營養醫學角度來描述，就是讓身體的新陳代謝成爲一個能正常吸收營養和排除廢料、毒素的過程。讓身體開始了重新建造的過程，這是單純從疾病著眼的臨床醫學所不可能達到的結果。

這是不幸中的萬幸，一個從30出頭就開始過早退化和衰老的身體，經歷了20幾年的疾病折磨，到了中年幾乎是全身功能都臨界邊緣，但優化和高品質的營養補充療法、生活方式的改變，讓他的生命僅僅在幾個月到一年多的時間內逐步重新生輝，這是一個營養醫學的見證，是生命中隱藏奇蹟的煥發，也是再一次證明——人類真正的健康要建立在臨床和營養兩種醫學的結合上，這種結合可以讓我們的身體再構造並再度煥發生機是毫無疑問的。

案例 7：急性心肌梗塞、糖尿病、高膽固醇 (孫先生，口述代筆)

孫先生，在1984年、36歲時突患心肌梗塞（下壁心肌梗塞、前間壁心肌梗塞，有室壁瘤），經搶救後脫離危險。之後常出現胸悶、憋氣、出汗等症狀。1992年到1996年間又相繼發作並住院搶救。曾想做「搭橋」手術，但經掃描診斷，冠狀三條主動脈90%以上堵塞，因此只能做藥物治療。另外由於他膽固醇高於正常值2、3倍，手術效果不佳，一直無法做手術。

他每天要服用：諾衡早晚各一粒（降血脂）、德脈寧每天早晚各40毫克、合心爽每天30毫克（擴充血管）、倍他樂克早晚各50毫克、悅寧定早晚各15毫克，暫時控制住各項指標，但身體日漸衰退，並在12年中犯了3次心肌梗塞。

由於吃藥過多大便不通暢，有腹脹現象，總感到胃頂到胸口、氣短、吃不下東西，對一般正常人的活動都感到乏力。

2004年又確診爲糖尿病，空腹指數爲11、飯後25，吃降糖藥後只能控制到10。之後更感到渾身乏力、出汗、排便困難，常出現口腔潰瘍、下肢出現浮腫、有些氣喘、行動困難、各種欲望降低，由於心臟病與糖尿病在藥物和食物上有衝突，所以在服用藥物和食物上又要謹慎。

2004年10月，開始服用營養保健品，在服用頭4個月中，出現了很多康復反應，如：更加氣喘、心跳快、雙腿浮腫嚴重、渾身起小紅疹、在2個星期裡血壓異常。但在許多不適反應的同時，卻又感到兩腿逐漸有力、精力好轉，而且血糖得到了控制。他堅持繼續使用營養補充，並去醫院看病，同時諮詢既懂營養保健品又有研究心臟病的專家，確認他的康復反應是否危險。一切回饋是正面的。

最近的驗血報告一覽

項目	檢測結果	參考值
總膽固醇（CHO）	6.05	3.60－6.00
游離膽固醇（F.CHO）	1.50	0.76－1.80
高密度脂蛋白（HDL）	1.58	1.00－1.60
低密度脂蛋白（LDL）	3.00	2.00－3.10
三酸甘油酯（TG）	1.29	0.65－1.70
磷脂（PP）	2.85	1.80－3.00
載脂蛋白A1（APO-A1）	1.52	1.00－1.60
載脂蛋白B（APO-B）	0.81	0.60－1.10

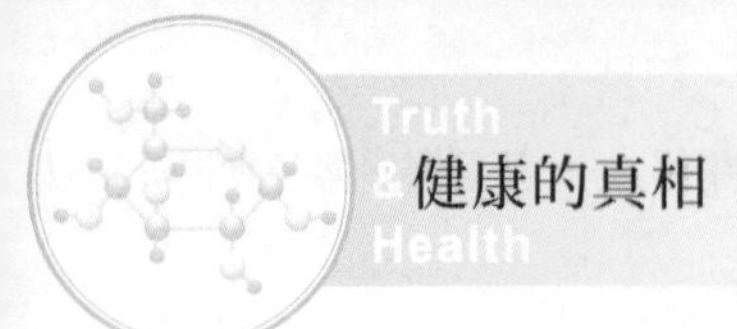

項目	檢測結果	參考值
血糖	5.5	3.89－6.11
尿素氮	5.54	2.8－7.00
肌酐	85.74	53－106
二氧化碳結合物	22.00	20－29
尿酸	253.2	150－390
氯	102	98－108

項目	檢測結果	參考值
鈣	2.57	2－2.6
磷	1.22	0.8－1.5
鎂	0.76	0.68－1.05
鐵	19.93	11－28
鉀	3.94	3.5－5.5
鈉	140	135－145

（註：空腹血糖是從之前的16.82逐步下降到5.5）

4個月後，所有不良反應逐漸消失，尤其再加上服用纖維素後，排便順暢、身上紅疹消失。他雙腿不再浮腫，不再有氣喘和胸悶現象；血壓80／120；血糖控制良好，飯前6—7左右。所以有的藥都在減量，降糖藥只吃過去的1／3，在停服諾衡後，血脂還是正常。其他治心臟病的藥降到2／3的量。

他像換了一個人似的，腹部變小、排便正常、舌苔變薄、口臭比較不嚴重、不再長口瘡；雙腿比以前有力，從只能走2、3百公尺到3、4公里，能夠連續騎車2個小時；沒有再患過感冒。過去失去的欲望又都恢復了。朋友們都驚歎他氣色、體能的變化。

從他最近的驗血報告來看，在醫生同意下減少處方用藥，一切仍然是正常的。

血壓現在一直保持在110／80；脈搏80／分鐘。

無下肢水腫、憋氣、胸悶現象；可連續步行1個小時，騎自行車出行可達4小時。原來有腹脹現象，總感到胃頂到胸口、氣喘困難、吃不下東西，現在這種現象已完全消失。

案例中所使用的營養補充品每日劑量：

基本營養素全量；葡萄籽精華每天3次，每次1粒（比產品標示多1／3）；鈣鎂片早晚各一粒（產品標示的50%）；臟力寶早晚各一粒；深海魚油早晚各一粒（一年後停用）；纖維素早晚各一匙（一段時間後停用）。

劉麗醫師的臨床觀點：

例6的陳先生和例7的孫先生，一個是在35歲上就有嚴重的糖尿病，一個是36歲患上急性心肌梗塞、糖尿病和高膽固醇，顯然是早發衰退性疾病，其主要原因是遺傳因素，其次是後天飲食結構錯誤（包括微量營養的缺乏）、不良的生活方式和運動不足等因素。

糖尿病正在發展爲流行病，且發病年齡越來越年輕，併發症越來越重，目前**臨床上的治療除了一般的降糖藥物外，主要提倡及早用胰島素治療，這樣可以減緩併發症的出現，但是尚不能夠完全治癒，預後很不樂觀**、甚至是可怕的。如心腦血管中風、失明、腎衰、截肢等。**急性心肌梗塞的治癒率很低**，只是靠冠狀動脈建立側枝循環代償已經梗阻的血管來供給心肌血液，有第一次急性心肌梗塞，就會有第二次、第三次急性心肌梗塞，並且第三次心肌梗塞是九死一生，即便是搶救成功、保住了生命，但生活水準之惡劣將會是無法想像的。

腦梗塞的預後，主要取決於梗塞的部位。如果是在腦部的邊緣區域，引起的是身體某個部位的癱瘓，經過治療和復健可以得到恢復，如果是要害部位如腦幹發生梗阻或出血（統稱爲中風），搶救存活率很低。

因此，在陳先生和孫先生身上發生的疾病，不論哪一個都不是輕鬆的，需要治療得及時、糾正不良的飲食結構和生活習慣、注意適當的鍛煉身體，尤其需要服用一些高品質的營養補充品，趁著年輕，及時快速修復身體一些可修復的細胞，恢復其功能、改善健康狀況，如**二期糖尿病的胰島細胞，其功能紊亂與缺「鉻」有著密切的關係**。當然還有其他的微量營養都與細胞功能的正常發揮有著密切的關係，缺少了微量元素，細胞功能就會出現異常，表現出來的就是臨床症狀和疾病。

廖曉華老師的營養學觀點：

如上所述，陳先生和孫先生的兩個例子是十分相似的，他們的年齡僅一年之隔，他們的身體都是在30歲後就開始了早期衰退和綜合的疾病症狀，正如劉麗醫生所講，對於這樣的患者，如果單純用臨床醫學的對症治療，也許可以暫時的在一定程度上控制住症狀，讓生命存續，但不會有真正體質上的改善，後果仍是不樂觀的。

同時，大量處方藥物的副作用累積，實際上對病人的身體功能是雪上加霜的摧毀。對於這樣的身體，臨床治療和營養療法結合，經實踐證明是一個更科學的方法。在控制症狀的同時，優化量的高品質微量營養素將加強並重新健全細胞的協調功能，能逐步修復或代謝舊的生病細胞，同時能逐步產生新的健康細胞，讓身體從根本上得到逐步的修復，逐漸恢復正常的運轉，達到相當程度的真正恢復。

能夠如此，是案例中孫先生的萬幸。

然而萬幸中的不幸是，孫先生對自己那多年被多種疾病摧毀的身體其恢復程度估算錯誤，過早的再一次濫用自己的身體。在身體逐漸恢復的階段，他卻用2個多月的時間超時工作，同時還操心於新房子的裝修；在身體的抵抗力下降因而得到感冒的情況下，炎熱的夏季，他吃了頓很飽的午餐，然後回到家把自行車搬下樓——不用說，這對一個內臟和心血管系統有過重大損害的人來說，絕對是個重擔，何況他已經是個50多歲的人了，承受力當然更低。於是，他的心臟由於一時嚴重的供血不足，搶救不及，最終停止了跳動……。

這個不幸事件也告訴我們一個道理和教訓：長期受損的身體，它的修補也會是長期的，澈底復原是有條件的。任何時候都不應濫用自己的身體——特別是在久病後的恢復期間，身體仍然是相對處於脆弱的相對平衡中，很容易被迅速打破。

案例 8：沾黏性關節囊炎和母親的糖尿病(米先生)

對微量營養補充的認識，我其實歷經了一個轉變過程，從一開始的拒絕到逐漸地接受，而現在，我是越來越喜歡這些優質的營養補充品了。

幾年前，我患了嚴重的沾黏性關節囊炎（又稱肩周炎，俗稱五十肩），連要自己梳頭都有困難，更不能勝任其他工作。我靠推拿、物理治療來維持，而病情未見好轉；此時，朋友推薦我用一些高品質的營養品。剛開始，我帶著懷疑的態度拒絕了，但在朋友的堅持下以及自己的進一步瞭解後，開始嘗試使用了基本營養素和鈣鎂片，2個多月後，奇蹟般的改善了肩周炎的症狀，更意外的是，我20多年的失眠症也有了改善，真使我欣喜萬分。

由於親身體驗到了如此效果，我立即聯想到母親已有40年的糖尿病史，她的哥哥、姐姐都是因糖尿病的併發症而過世。現在她自己糖尿病的病情也越來越重，血糖升到13左右，服用控制血糖的藥物只要稍不留神，就會發生低血糖暈厥現象。母親走路已有困難、情緒低落消沉，於是我根據美國營養專家治療糖尿病的配方，托人把產品帶給了母親。

經過一個半月的服用，母親的血糖指數降到了8.3，她情緒變好了、腳也有力了，在繼續服用一個半月後，血糖指數降到了6.2，基本上已經正常。那天母親拿著化驗單，激動地流淚，還特地到商店買了新衣服，表現出她對今後的生命有了新的期望。幾年來，母親一直堅持服用產品，血糖也一直穩定在6.5左右，原有的高血脂恢復正常，多年的牙周炎已好轉，體力得到了明顯的恢復。83歲的老人又能有機會享受旅遊的樂趣，她感激營養保健給她帶來的金色晚年。

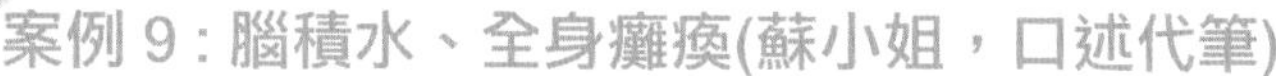

案例 9：腦積水、全身癱瘓(蘇小姐，口述代筆)

蘇先生的太太於2006年在澳洲雪梨西部醫院做腦積水手術後不慎摔倒，造成全身癱瘓。

由於臥床過久加之照顧不周，以至大小便菌滲透到血液中，導致血液感染，高燒38度多不退。醫院一開始想用抗生素止燒，但由於蘇太太身體虛弱，用強的抗生素怕心臟受到影響，當時所用的抗生素又不能解決問題，於是蘇太太持續發燒三天，蘇先生急得不知如何是好。到了第四天，蘇太太仍然高燒不退，已快昏迷，到晚上還是沒退燒。

這時，有朋友建議蘇先生試一下微量營養補充療法。不過醫院知道後並不同意，表示這是權威醫院，不可隨便用醫生沒開的產品給病人。但蘇先生仍背著醫院，堅持將1片強力葡萄籽精華、1片維生素C化在水中餵到太太口中，幾小時後，蘇先生發現太太眨了眨眼，看起來有了精神，並且燒也退下來。蘇先生看到了希望。

第二天開始，他堅持早、中、晚給太太餵同樣的劑量，數天下來，太太恢復到正常體溫。到6月間，蘇先生又給太太加上了基本營養素、鈣片、女寶、臟力寶等，蘇先生親眼看著太太一天比一天好轉，並能在人的攙扶下站起。

最後，蘇太太終於在耶誕節後出院。2007年春節還參加了朋友的家庭聚會，唱了卡拉OK。她現在已能不用人攙扶行走，我們爲他們夫婦感到高興，也為營養補充法和這些高品質的產品充滿感激。

案例中所使用的營養補充品每日劑量：

基本營養素、鈣片、女寶、臟力寶，早晚各一；強力葡萄籽精華、維生素C，早中晚各一。

劉麗醫師的臨床觀點：

對於發燒和發炎，通常是後者引發前者。臨床上的法寶的確是抗生素，從醫學史上來看，確實是抗生素把人類從細菌性疾病中挽救出來。即便在環境巨變的當今，一般多少也會有暫時的效果；但當一個人的體質極其虛弱，又有很多其他疾病時，抗生素的效果是不理想的，並且對於這樣的病例，抗生素的副作用確是較一般人明顯，這在臨床上成了一種前後為難的無解方程式。

廖曉華老師的營養學觀點：

葡萄籽和維生素C的配合，在微量營養素的運用上是天生的好搭檔，葡萄籽對炎症形成的切斷，維生素C對血液循環的加強、對免疫系統的促進，二者互相加強，他們對身體的調節和改善作用都得到最大和最好發揮。這就是為什麼才900毫克的維生素C和90毫克的葡萄籽精華素（原花色素）就有了最初的轉機跡象。

營養療法配上臨床治療，讓蘇太太後來能恢復到比預期好得多的結果。我們也很為蘇先生能急中生智而感到驕傲，同時可以看到他的勇敢是一種有知識作基礎的嘗試。

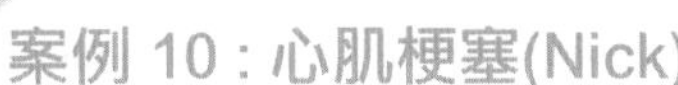

案例 10：心肌梗塞(Nick)

我叫Nick，2002年的時候，我的父親因爲心肌梗塞被送去醫院搶救，還好去的及時，沒有性命之憂。也就是從那個時候開始，我會去紐西蘭的藥房替我的父親買一些營養補充品寄回國內，如魚油、鈣片等等。但是吃完後，我父親也沒有什麼特別的感覺。

2003年的時候，我的朋友告訴我一些與眾不同的高品質營養保健品，我發現這些保健品的一些優點，比如說：配方均衡全面、營養成分含量高等，於是我就給父親寄了這些高品質的產品。當我父親吃了2週後，他就在電話裡告訴我，他現在每天散步的時候，都感覺腿很有力氣，而且能夠明顯的感覺到心臟很舒服；剛剛出院時的症狀基本都消失了。所以我就一直堅持讓我父親繼續服用。

到了2004年，我父親又因爲腦幹梗塞而送醫，這次病的很嚴重，在醫院住了48天才能夠勉強下床。那時我就打電話給我姐姐，要我父親堅持用營養保健品作爲輔助治療。果然，這對我父親身體的康復具有很大的作用。我父親出院的時候，醫院的主治醫生對我家人說：「你父親的出院簡直就是個奇蹟！他在心肌梗塞後，不到2年的時間裡，又因爲腦幹梗塞送醫，而出院的時候竟然能夠沒有任何後遺症。整個身體狀況就是一個健康的年輕人。這是我從醫26年來第一次看到這樣的事情。」但我卻深深的知道，這都是優質營養保健品對父親身體的補償。

如今我父親已經服用這些營養素有3年多的時間，現在他的血壓、血脂、血液黏稠度，都在正常值之內。在他身上所發生的奇蹟，可以充分的說明高品質的營養保健品對心血管疾病有很好的輔助治療作用。我也很感謝科學家們所生產的優質營養補充品對我們家庭的幫助。

案例中所使用的營養補充品：

基本營養素、臟力寶、葡萄籽精華、魚油、E-油、鈣片、銀杏葉、硒、大蒜精。

廖曉華老師的營養學觀點：

營養補充品的品質高低對一個需要修補的身體是至關重要的。簡單的比喻，就是在一部車要修的時候，到底是否用對材料去做到實質的修理。有些人在用品質不良的保健品後就斷言：「營養補充沒用」，卻沒有去追究沒用的道理。如果人們買了一個品質不好的東西，知道要去退換貨；知道買一些貴重的物品，就要比較牌子和品質；那麼爲何在有關自己最大財富的健康問題上，卻不花點時間，學習、探索一下呢？Nick就是一個探索者，他的父親也因有這樣一個兒子而可以重獲健康。

案例 11：中度中風(陳女士，女婿趙先生代筆)

我岳母名字叫陳三妹。她80歲那年，爲了參加其外孫女的結婚典禮，坐飛機前往澳洲的雪梨。第三天時，她和家人在飯店裡喝茶，身體不知不覺間就支撐不住，頭發昏、四肢不聽使喚，然後就昏過去，什麼事情都不知道了。經過專科醫生診斷，是中度中風。我們帶她去看醫生、做了多種方試治療結果均無療效，醫生只是給阿司匹林和降血脂藥；一個星期後，我們又帶她去回診，問說有沒有什麼好方法能令她重新開口說話？醫生說，目前世界上還沒有能治好中風病人的好方法！再加上她年紀已經這麼大了，很難治癒，能保持原狀不進一步惡化就很好了。

在這種情況下，經醫生同意，我們除了使用醫生的處方藥外，也給她服用優化劑量的營養補充品。結果，第一個月去回診時，半身不遂、嘴巴歪、眼斜的問題解除；第二個月，她可以在房間自由走動，回診時可以計算2位數的加減乘除和簡單動作；第三個月，她就能夠下樓做簡單運動了。由於持續使用這些營養素，從第四個月後，她能夠自己去飯店喝茶、到運動場運動、做各種家務、上街買菜，直到現在她生活的很好，每天甚至還會打5個小時的麻將。

案例中所使用的營養補充品：

由於年齡較大，因此服用兒童營養素、葡萄籽精華素、ω-3、康蒜寶、臟力寶、E保力、維生素C，另外再加上銀杏葉－卵磷脂。

第一個星期，每天1次每次1片；第二個星期，每天2次每次1片，並加上每天1片鈣鎂片；第三個星期，每天2次每次2片（鈣鎂片每次1片）；第四個星期，每天3次每次2片（鈣鎂片每次1片）；第五個星期，每天3次每次2片（鈣鎂片用量相同）；第六個星期，每天2次每次用量依身體狀態調節。

第三個月再增加基本營養素，用量也是由少到正常。

廖曉華老師的營養學觀點：

對於一個80多歲的老人，中風後能恢復得如此快和澈底，是傳統的臨床處方藥沒有辦法達到的。感謝這個醫生能同意家屬使用營養保健法配合臨床治療，更有幸這位老人的女兒和女婿對營養保健療法的科學運用，讓這個老人避免了許多老人在一次中風後就喪失生活能力、風燭殘年、每況愈下的狀況。可見，優質的營養保健對一個人身體功能的修補和恢復是處方藥所不能達到的領域。

案例 12：糖尿病、高血壓、高血脂 (薛先生，口述代筆)

1995年，37歲時他被發現罹患糖尿病，血糖指數19.2，而且出現糖尿病併發症，血壓高、心臟發悶、手指發麻，開車不能繫安全帶，體重增到84公斤，皮膚潰爛、嚴重過敏。每天使用處方降糖藥100毫克和各種抗過敏藥，到2002年12月時，每天的降糖藥已增加到1500毫克，血脂、膽固醇、肝腎的指數都不正常，嚴重的疲勞症候群已使他幾乎不能勝任日常工作。

經過朋友介紹，2002年年底開始服用優質營養保健品，半年後疲勞狀況有明顯改善，但因爲他在飲食上從不忌口，而且本身對任何藥物反應都不靈敏，於是他的血糖等指數開始反覆不定。不過他沒有因此放棄使用營養素，反而選擇服用更大量的營養素，同時自己減少降糖藥（在血糖指標不正常的情況下）；他瞭解藥物會使身體更加不敏感，同時也會有毒副作用——在這之前的幾年，降糖藥一直增加，病症也一直加重。

2006年6月，他把每天的降糖藥減到250毫克，雖然指數仍然沒有在正常值裡，但是減藥後並沒有出現任何病情加重和皮膚潰爛、手麻、胸悶等症狀，而且體力恢復到十年前的狀態，能與孩子打２小時網球而不感覺累；體重在沒有特別減肥的情況下減到67公斤。2007年5月做化驗的結果，除血糖外，其他指數基本正常，這是在全部停了降糖藥半年後的結果。

優質營養補充及適當運動、均衡的飲食，是能夠讓糖尿病患者重新獲得健康及不再爲併發症擔憂的一個全新可能。如果能在控制飲食和運動方面加以改變，每個人都能獲得健康。**生病靠醫生，健康一定要靠自己，在這個充滿毒素的世界裡，健康才是每個人真正的財富**。

案例中所使用的營養補充品每日劑量：

基礎營養素×3對、鈣鎂片×3、強力葡萄籽×2、維生素E×2、深海魚油×2、康蒜寶×2、硒×6。

2006年後半年，營養素用量增加為：基本營養素×3、鈣鎂片×6、強力葡萄籽×6、維生素E×2、康蒜保×3、硒×9、維生素C×3、健康油×1匙、纖維素×1匙、臟力寶×2（後改為，舒肝片×3，停掉臟力寶）

案例 13：糖尿病(郝小姐)

2003年我開始接觸營養補充療法，那時我45歲，已是一位體重90kg（高163公分）的新糖尿病患者，膽固醇和壞膽固醇都偏高，我的醫生一直建議我用兩種藥（降血糖和降膽固醇藥），我拒絕吃！但答應醫生配合減肥、調整飲食。8月中旬，我開始服用優質營養素；2006年6月份，我的左肩開始疼，我再度增加4種產品的劑量：葡萄籽精華6粒、臟力寶6粒、鈣片6粒、關節靈6粒；2007年3月後又加上了舒肝寶3粒，原加大劑量的4種產品皆改回到4粒，但肩膀仍然沒好（有試著每日運動）。

我的血糖被控制住了（定期檢查的結果），但我的膽固醇還是偏高。2007年5月，醫生最後又給我延6個月，到年底時做最後一次觀察；如膽固醇仍是偏高，而我仍堅持不用他的藥，他就不讓我再去他那邊回診了。我自己認爲，我的身體狀況是由於我的飲食不注意加之不運動所造成，**所以一定要在健康飲食和適當運動的基礎上來補充營養品，三者缺一不可；在該吃藥的時候，我也不應該拒絕吃藥，否則會延誤了病情**。如果當初我用營養品配合處方藥也許這些毛病早就澈底好了——我盲目排斥處方藥物也是不對的。

隨著方式的改變，不但情況獲得改善，我腰椎痛的毛病也大大地改善，免疫力明顯增強！我敢肯定，優質的營養補充品100%地幫助人們獲得健康，千萬不要等病了再補充營養品！

案例中所使用的營養補充品每日劑量：

基本營養素，早晚各一片；鈣片，早晚各一片；魚油，早上一粒；維生素C，早晚各一片；關節靈，早晚各一片；強力葡萄籽精華，早上一粒；硒，早上一粒。

2004年開始依照產品標示使用足量，並加上：臟力寶，早晚各一粒；精華E，早上一粒；婦康寧，早一晚二。

2006年與2007年皆有依狀況而調整。

廖曉華老師的營養學觀點：

郝小姐的經歷帶給我們一個很好的啓發，毫無疑問，身體內要有充分的微量營養素的調解，但這個調解不是無條件的，更不是單一和絕對的「健康因子」。其實還要搭配上均衡的日常飲食、適當運動的配合，而在必要時，處方藥仍是必要的！

案例 14：高血壓、糖尿病、高脂血症、前列腺肥大症 (辛先生，口述代筆)

辛先生，55歲，高血壓、糖尿病、高脂血症、前列腺肥大（已經動過手術）、胃潰瘍（曾經胃穿孔）、腿部酸痛（膝蓋半月形勞損，小腿肌肉時常抽筋），造成雙腿酸軟無力、視力模糊、精神不集中、疲勞、記憶力差、長期性便秘、時常患感冒。

開始服用優質營養素後1個月，精神好了，長期的胃痛消失，便秘也得以解決（目前每天排便2次）、血壓穩定，3個月後再檢查，發現血糖和膽固醇也恢復正常。當時之所以會開始服用營養保健產品，是因爲前列腺問題在手術後又重新發作，醫生建議做第二次手術，而且還說，除了手術外無藥物可治療；而前列腺問題發作時，每小時要跑5、6次廁所，小便都很費力，而且又非常疼痛，所以才開始考慮起營養補充療法。

服用營養素一個月後，很快就得到緩解，往後曾經調整過2次（即症狀重新出現）；而之後的半年多來，小便都很正常，不再費力；小腿不再抽痛、視力也清晰了。目前就只剩下記憶力、精神不集中的問題還未能改善，至於膝蓋的疼痛則是仍需要調整，偶爾會好一段時間，左右兩邊輪流反覆。

案例中所使用的營養補充品每日劑量：

一開始使用量小，循序漸進，並依照狀況調整補充。目前的用量：基本營養素×3、鈣鎂片×6、關節靈×6、強力葡萄籽精華×6、魚油×3、維生素C×3、前列康×2（早晚各一）、臟力寶×3、銀杏葉×6、硒×4、纖維素×2（早）、健康油×2（晚）。

案例 15：哮喘、鼻竇炎、腸胃息肉、高膽固醇 (陳先生，口述代筆)

陳先生，66歲，在過去的十多年生活中一直被多種疾病困擾，尤其10年前曾3次被救護車送往醫院，起因是由於遵照醫生指示服用阿司匹林來保護心臟，結果加重了哮喘與鼻竇炎發作，呼吸困難，幾乎休克。

他有嚴重的哮喘與鼻竇炎，過去每天要服用含激素的藥來控制，但是仍舊頻繁發作，這種藥只能暫時控制氣管與鼻腔發炎，但卻使他很快發胖，並沒有減緩他的病症。

過去十幾年來，陳先生每年都要到醫院做一次腸胃鏡檢查，同時醫生會順便把他的腸和胃內的息肉切除掉；但再過1年多，他又被胃痛、背痛所折磨，這是由於新息肉在胃腸裡長出。反覆多次做息肉切除術卻得不到控制，一直受到癌變的威脅。

由於陳先生有心臟病家族史，母親、兄長、三哥都過早被心臟病奪走生命。陳先生在體檢時被發現，他的心臟下部不跳動，他的膽固醇、血脂都不正常。醫生為了查出原因，也為他做過血管掃描，但並未發現他有任何血管阻塞；於是只好告誡他要格外注意自己身體的變化，常做檢查。他患有哮喘不能吃阿司匹林，只好每天服用其他稀釋血液的藥。

後來經朋友介紹，他開始服用優質營養品，一年後，陳先生的身體各方面狀況有了很大的改善，抵抗力大大增強。常年困擾他的腸胃病減輕很多，沒有再長出息肉，由此產生的背痛也消失，此後的4年都沒有做過腸息肉手術。

同時，在他做例行心臟檢查後，醫生告訴他：心臟下部開始工作了！而且還問他到底吃了什麼特效藥？當醫生知道他服用營養品的狀況後便說：「那你就繼續吧，看來這些產品幫助了你的心臟。」

陳先生的膽固醇及血脂也趨於正常。哮喘也很少發作。他沒有再服用帶激素的藥，只在要發作的時候，噴一些藥便能控制。鼻息肉沒有再困擾他的呼吸。

陳先生逐漸減少服用其他常見處方藥的量和種類，同時，也由於服用高品質營養品，使他自身的免疫系統發揮出最大能量，健康得以逐步恢復，每天感到精力充沛，思路敏捷不減當年，這是讓他最興奮的事。

案例中所使用的營養補充品：

基本營養素、強力葡萄籽精華、臟力寶、鈣鎂片、活力ω-3、維生素C、大蒜精、關節靈。

劉麗醫師的臨床觀點：

哮喘和鼻炎均屬於過敏性疾病，原因主要有三：遺傳、免疫力、

外部環境。其中遺傳原因占40%；免疫力下降主要是長期缺乏微量營養，或是長期接觸有害物質及放射性物質所導致；外部環境以污染和花粉占主要。

遺傳我們無力解決，不過我們可以選擇提高免疫力，藉由全面均衡的飲食結構、微量營養的補充、良好的心態和運動來補足；同時外部的不良環境也是可以避免的。目前臨床治療還不完善，只以緩解症狀、減輕痛苦爲目的，根治率很低，病人通常一到季節或是遇到外部誘因就會發病，且越發越重。

廖曉華老師的營養學觀點：

陳先生的這些綜合性衰退病症（從腸胃、呼吸系統到心血管系統），從進入中年就開始折磨他，遺傳也許是其中的一個因素。然而，激素等處方藥的長期使用，顯然加劇了他身體功能的混亂，因此到60歲以後就迅速惡化，威脅到他的生命，更成爲他精神上的夢魘。

如果僅僅繼續用臨床的對症治療，生命也許可以維持，但生活的大部分時間必然得與醫院、病床打交道，稍有風吹草動就會精神緊張，而這樣的緊張又必然引起內分泌系統的失調。總之，生命將變成一種惡性循環，直到這部機器在痛苦中報廢。

而營養補充法的加入從根本上改變了這種局面，他經歷了十幾年的痛苦，卻在提供給身體必要、充足的營養素後的一年多內，就逐步回到正循環的狀態，身體有了真正的生命和活力。

案例16：帕金森氏症(南先生，女兒代筆)

我父親南先生，94歲，1994年被查出有帕金森氏症，醫院治療後仍無法控制病情，逐漸出現行走、吞咽及語言困難。幾年之後，不慎摔跤，分別摔斷了左右兩側的股骨頭，並置換了鈦鋼取代。2002年春節又摔一次跤，在醫院做完電腦斷層掃描後，由於大量出汗，又沒有及時補充水分，凌晨突然出現心跳驟停20多分鐘。雖然搶救回來，但成了植物人，半年未脫離危險期；後來好不容易逐漸有了自主呼吸，醫院便撤掉呼吸器、導尿管，仍舊用鼻胃管餵食、氣管切開輸氧。由於父親可以睜開眼，並有疼痛感及簡單的表情，被判爲非植物人，而是老年癡呆症。

5年多以來，我父親一直住在擁有最好醫療條件的醫院裡，並採用非常先進的治療手段，再加上我姐姐每天3個小時對父親進行中醫按摩。但生命雖然維持，卻時時出現危機。在頭1年多，還沒有出現大狀況，到了2004年10月，父親出現嘔吐、便秘，胃腸功能出現問題。有一次醫生從他的胃裡抽出800毫升的胃內積累的食物。從此無法再使用鼻胃管，改成靜脈輸入營養。

2005年8月以後，我父親開始常常發燒，必須使用各種抗生素，但仍舊每一兩個月便循環一次。2006年元月，父親又患上不明原因的高血壓，高壓達到220，靜脈注射降壓藥後血壓又低到休克。他的血紅素常常降到7克以下，幾個月就要輸血。2006年2月我父親高燒不退，使用5

種不同的抗生素，並聯合2種，可是只退燒3天就又開始發燒，常常需要冰毯，由於使用過多的抗生素和處方藥，他的肝功能、腎功能、心臟血壓指數都很差，全身浮腫、腸胃吸收功能被破壞，病情每況愈下，醫院給家屬發了2次病危通知書。

此時，我們被容許搭配營養療法來作輔助治療。由於病人失去吞咽及語言能力，我們把營養品研碎了從鼻胃管送進去。所有營養品都是從小劑量開始，並逐步增加種類。在使用營養保健品的前3個月，我父親仍舊每個月都發燒一次，危險還在；第三個月，被查出有BSC因數溶血症，醫生爲他輸了幾千毫升的血。

之後，在多種微量營養素的配合下搭配處方藥，他的造血功能有所改善，血紅素逐步上升，一年多來已經從7克、10克、11克，升到了13.3克。他在服用營養品6個月後，身體各方面的機能明顯改善，配合中藥、利尿劑等，全身浮腫漸退；纖維素與中藥的配合，也使腸胃吸收消化系統有所改善，但有時也會反覆；7、8個月後肝功能、心臟、血壓也有改善，腎功能反反覆覆但並沒有更壞；尿量增加，大便正常。

而其中最明顯的是，這一年來我父親的免疫力有很大的提昇，一共只發燒過3次，第一次是在服用營養品45天後，吃了抗生素，幾天內便退燒了；75天後，又一次感冒，用較輕的抗生素也很快退燒；之後一直持續了130多天都未曾發燒。他患有的高血壓也配合降壓藥而得到控制；自我意識有一點點好轉，有明顯的疼痛感、有一些表情顯露，生命跡象有大幅的加強，成爲醫院裡壽命最長的重病患者。

優質營養品對像我父親這樣一個高齡、長期病危的患者身上發揮的驚人功效，是營養醫學和營養療法對身體功能改善不可否認的明證。

案例中所使用的營養補充品：

最開始的頭3天，使用：基本營養素、強力葡萄籽精華、鈣鎂片，每天半片。

3天後每種增為一片；1星期後每種增為2片；2星期後依照產品標示服用。

1個月以後，增加：臟力寶、銀杏－卵磷脂。

最終每日攝取為：基本營養素×3（早中晚各一）、強力葡萄籽×6、鈣鎂片×6、臟力寶×6、銀杏－卵磷脂×4、深海魚油×2（早晚各一）。

案例 17：心臟病、關節炎、嚴重的骨質疏鬆症、帕金森氏症、哮喘(莫女士，女兒代筆)

母親今年81歲，是一個體弱多病的老人，她曾患有心臟病、關節炎、嚴重的骨質疏鬆症、帕金森氏症、哮喘等，每天需要服用大量的藥物來控制她的病情。

我自己在使用一些優質營養品後，健康得到了改善，母親看到了我的變化後，也很想嘗試這些產品，希望自己的健康也能得到改善。

因爲母親年紀大了，我不敢給她一次服用很多，一開始我酌量給母親服用我所服用營養產品以便觀察，然後再逐步增加。我母親在服用這些營養保健產品後，她感覺精神比以前好多了，睡眠情況也好轉，可以一覺睡到早晨醒來，晚上睡覺也不再抽筋。她的血溶度指數一直保持正常，再也不用每星期或10天去檢查一次，現在是一個月檢查一次，而且手上粗粗的老人青筋也已不見。最讓人吃驚的是，有一天我母親在用晚餐時，可以很輕鬆的用筷子把菜給夾起來！不知不覺中，母親手的功能得到恢復，我們全家都爲她感到高興；她現在裝水喝茶的時候再也不會把水灑到地上，也可以出去旅遊，和我們一起逛公園（而且可以走很久）。

她非常感謝這些科學家們的創造，讓她的健康得到改善，儘管她還在用處方藥，但是她不會放棄營養品的使用，而且會一直用下去，她希望自己能夠健康、快樂地生活下去，更希望自己能夠長壽地活到一百歲。

案例中所使用的營養補充品：

剛開始，只有每天半顆鈣鎂片；3、4天後增為1顆鈣鎂片，然後再慢慢加到2顆。並逐步增加其他種類的產品。每次增加新的營養品，我都會刻意選擇白天，以方便觀察。

現在的每日劑量為：鈣鎂片×6、強力葡萄籽×5、ω-3魚油×2、礦物維生素C×2、關節靈×4、維生素E×1、銀杏葉－卵磷脂×1、硒蛋胱胺酸×2、纖維餐×1匙（早）、營養餐×1匙（早）。

案例 18：帕金森氏症(駱先生，女兒代筆)

駱先生，65歲，在2005年末發現自己左腿輕微發抖，2006年越發嚴重，或坐或站都會不受控制的發抖，還有嚴重便秘。醫生診斷後，確診是帕金森氏症，服藥只能使其不加速惡化。

2006年末開始使用營養補充品，從小劑量開始加到全量，現在已能夠短時間控制發抖，便秘也有改善，精神狀態很好。

案例中所使用的營養補充品：

基本營養素、鈣鎂片、魚油、健康油、銀杏－卵磷脂、維生素E、臟力寶、葡萄籽精華、纖維素。

劉麗醫師的臨床觀點：

帕金森氏症的病因仍不清楚，目前的研究傾向於與年齡老化、遺傳易感性和環境毒素的接觸等綜合因素有關。多數研究者傾向帕金森氏症的病因，是上述各因素共同作用的結果；即中年以後，對環境毒素易感的個體，在接觸到毒素後，因其解毒功能障礙而出現亞臨床的黑質損害，隨著年齡的增長而加重，多巴胺能神經元漸進性不斷死亡變性，最終喪失代償而出現帕金森氏症的臨床症狀。

在治療方面，藥物治療主要在提高腦內多巴胺的含量及其作用，以及降低乙醯膽鹼的活力，多數患者的症狀可因而得到緩解，但不能阻止病變的自然進展。

現在多主張，當患者的症狀已顯著影響日常生活工作時，表示腦內多巴胺活力已處於**失代償期時才開始投藥**；早期儘量採取物理治療、體療等治療方法爲宜。強力營養素的應用能減緩多巴胺能神經元細胞的死亡速度、加強周圍神經細胞的功能，以達到緩解症狀和阻止病變的發展，提高患者的生活水準。

廖曉華老師的營養學觀點：

以上三例（案例16、17、18），都是從帕金森氏症開始，而有的更是綜合性的退化疾病。雖然帕金森氏症目前沒有治癒的先例，這三個人發病年齡的比較性也有限，但從營養醫學的角度來看，目前臨床可以證明：充分微量營養素的補充與臨床醫療的配合，對緩解和延緩病症是有效的！

在駱先生和莫女士身上，我們可以驗證上面所說。我們沒有挑戰和指責案例16中老先生所住醫院的意思，但我們卻可以提出一個問題供大家思考：如果南先生在一開始就能以營養補充療法配合臨床治療，那老先生是否會活得更清醒？更少些痛苦呢？從許多臨床實驗結果來看，答案幾乎是肯定的！

案例 19：高血壓、多發性肌痛症(辛先生)

我自59歲起就開始咳嗽，但用各種方法檢查各個系統、也考慮是否有哮喘或其他未發現病因，經中西醫多年治療也未見效果。咳嗽在夜間尤其厲害，大大的影響家人睡眠品質。直到我接受了營養補充療法，經3個多月，咳嗽日益減輕，家人甚爲驚奇。

我還有十多年的高血壓，長期服用各種降壓藥才能穩定，一旦停藥，血壓就升高；我的心臟也比較弱，經常有下肢浮腫的症狀，醫生曾診斷爲心力衰竭。

某年曾患有多發性肌痛症，而服用激素，一年後還發生腰椎第3、4、5節壓縮性骨折。我還經常有關節痛（主要是膝關節），可能是退行性關節炎。眼睛另有輕微白內障，眼前似有薄霧狀，當中有很多黑色斑點（飛蚊症）。

接受營養補充療法後，持續3年多，狀況保持良好，精神好、面色紅潤、皮膚光滑、沒有明顯的老年斑；血壓在服用常用劑量的1／4或更少的降壓藥就保持穩定，曾經試著停用降壓藥2次，每次3個多星期，血壓也沒有明顯的升高；腰椎骨折後，沒有臥床休息過，開始拄拐杖，一段時間後甚至也不需要拐杖了；每逢感冒流行或周圍有人患感冒、流感時，也未被傳染；膝關節痛雖有時仍會痛，但比使用營養補充品前已有明顯減輕。

我認爲食用營養補充品後，明顯改善和增強了我的體質，補充是非常必要的，但必須全方位從多方面結合，要以當前的膳食盡可能做到充分和均衡，配合營養補充品以達到高水準的充足和均衡。

另外還要配合必要的、有一定強度的運動，我每天主要是進行必要的活動和走路，並配合身體不同部位的按摩、針灸等。當然，健康的精神狀態更是有主導的作用，這樣才能達到良好的保健、防病和治病的效果。

案例中所使用的營養補充品：

基本營養素、葡萄籽精華、維生素C、魚油、活力鈣鎂片、銀杏－卵磷脂、硒、保列健、大蒜精、視力寶、關節靈。有時會補充，纖維素、臟力寶。

廖曉華老師的營養學觀點：

辛先生是一個令所有和他接觸過的人都尊重的醫生、老師和專家。他在職業生涯中，曾做過臨床醫生，但他後來的工作和注意力都放到了預防醫學上。當他前往歐美進修，一接觸到營養醫學和細胞營養的理論和實踐後就立即意識到：這與他畢生嚮往的發展預防醫學理論和實踐完全不謀而合！

於是在退休後，積極投入推廣營養醫學和營養療法的活動之中。的確，營養醫學就是預防醫學的一部分，而且是最根本的一部分。全面地滋養身體是從根本上鞏固身體的各種功能，這是最好的、最本質的疾病預防。一個在預防醫學裡耕耘播種了幾十年的老兵，以他的慧眼一下就能看到優質營養補充的實質意義，這是給關心健康的人們很重大的啓示。

案例 20：肝炎、花粉症(馬小姐)

我是一個得過二次肝炎、免疫功能和排毒功能都非常差的人，3年前我曾是一個小病特別多的人：有嚴重的花粉症，每天早上噴嚏不停，必須服用一顆過敏藥才能正常工作；嚴重的偏頭痛，痛時眼睛看出去卻是模糊的，每隔4小時就要服用2顆止痛藥才能好轉；胃脹氣、胃痛，也需服藥；另外還有嚴重的便秘，需靠吃藥，甚至要用浣腸劑。我也經常感冒，流感來時，我一定是第一個感冒的，而別人已經痊癒時我多半還在感冒。

每2個星期我都要去看家庭醫生，醫生也不停的給我換藥，但始終不能幫我治癒這些問題，到最後我感到疲勞，每天早上感覺起不了床，白天不想與任何人講話，不想去打工，覺得渾身無力，躺在床上就想不要再起來。

某天我的好朋友來看我，見我狀況不好，就建議我試試營養療法。當時我看他們夫婦倆精神狀況很好，我就像抓著一根救命稻草一樣，請他們馬上也替我訂購營養保健品來試試。第一個星期我只服用1次，沒有任何康復反應；第二個星期我服用2次後，就明顯感覺人不疲勞、便秘改善、頭痛也好轉，最明顯的是我不感冒了！

於是我持續的服用營養保健品，免疫功能完全改善，從一個小毛病特別多的人變成一個非常健康的人。我每天早上起來就感覺精力充沛，可以做我想做的事，也感覺年輕了很多。科學家們爲我們提供了這麼好的產品，爲人類的健康創造了奇蹟，今生今世我一定會繼續維持營養保健療法，因爲我熱愛生命、珍惜健康。

案例中所使用的營養補充品：

基本營養素、鈣鎂片、葡萄籽精華、纖維素、維生素C、婦康寧。

劉麗醫師的臨床觀點：

肝炎，肝的功能不正常，排毒必然有問題；而免疫系統功能衰弱和混亂、過敏造成的痛苦、服用處方藥較多，都會加重肝的負擔，成了一個難以自拔的惡性循環局面。臨床上的對症治療結果顯得非常有限和很難下藥。患者感到深陷疾病的漩渦之中是常見的情況。

廖曉華老師的營養學觀點：

從以上臨床療法的缺陷可以看到，對於一個像馬小姐這樣從小因免疫功能衰弱而疾病叢生的人，加入具有保養意義的營養保健療法，恐怕是一種積極而有效、能從根本上改善身體功能的選擇；而且這種針對身體功能的順勢療法，不會有任何互相抵消和對抗的副作用，是一個積極、漸進的理順身體的系統，達到慢慢自身修復的健康結果。

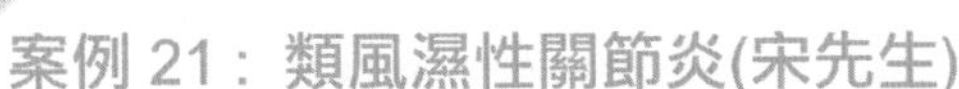

案例 21：類風濕性關節炎(宋先生)

我患嚴重的類風濕性關節炎多年，全身關節疼痛、僵硬，手指開始變形，肩關節和髖關節的活動範圍越來越小，在澳洲、亞洲各地看了很多醫生，但效果都不大，吃藥也無濟於事。後來，在朋友的推薦下，決定使用營養保健療法，2週後身體狀況明顯好轉。首先是我多年的鼻炎和鼻子過敏意外地得到改善，每天清晨不用因微小的溫差而打上幾十個噴嚏，在公共場所也免了不停擦鼻涕的尷尬；但在接下來的幾週裡，我渾身的關節卻越來越痛了，只是，這次疼痛的感覺和以前不太一樣，我的朋友告訴我說是康復反應，我繼續堅持服用多種優質營養素3個月後，關節疼痛的感覺明顯減輕，手指活動靈活，全身關節也不再僵硬，肩關節和髖關節的活動範圍也得以擴大；一年以後，我已能像正常人一樣工作。

案例中所使用的營養補充品：

基本營養素、強力葡萄籽精華、活力鈣鎂片、健骼寧、活力ω-3。

案例 22：腰椎間盤突出症(賴先生)

我曾經是一個心臟科的醫生。

十多年來，我常感腰痛，X光檢查曾診斷我腰椎少許增生，常用外用藥擦或貼腰部。2005年9月，工作後的一天傍晚，我的腰痛突然出現並放射到骶尾骨和大腿，不能邁步行走，被路人送到家後在床上不能翻身；3天後做斷層掃描，醫生告訴我，第4、5腰椎間盤向左側膨突，第3、4、5腰椎橫突有嚴重鈣化黏連。他建議我服止痛藥、做物理治療，必要時得做手術。

因爲我有胃和十二指腸的炎症，所以拒絕止痛藥，也因爲行動不便，所以我沒能到診所做物理治療，只好在家做人工牽引。2個月下來，雖逐漸能慢步行走，但腰痛、左腿酸麻、下肢骨關節嘰呱作響。

於是我開始服用營養產品，6週後，左腿酸麻明顯減輕，能向左側臥；3個月後，腰痛明顯好轉，能快步走，並做輕度的家務勞動，但不能長坐超過30分鐘；半年後，每天無論是用電腦、在外奔走、或者家務勞動，都能長時間工作，很少有腰痛現象。一年來，除使用營養補充產品外，我沒有用其他的藥品和治療方法，高品質的營養補充改變了我的生活。

案例中所使用的營養補充品：

基本營養素、鈣鎂片、葡萄籽精華、健骨寧。

案例 23：嚴重痛風(熊先生、口述代筆)

熊先生，48歲。痛風，疼痛從腳趾逐漸上到腳踝，然後延伸到肩頸椎，一直在用止痛藥（Zyloprim）。3年後的一天突然暈倒，醒來以後吃一匙粥就開始嘔吐，先水後血，然後整塊整塊的吐血，送醫院後醫生判斷，是因為止痛藥與抗生素造成胃穿孔，其實2週前排便就已經有出血，當時沒注意到糞便是黑色的。

吊了3袋血液，10多袋鹽水，之後醫生分別給了Celebrex等各種藥物。2003年時，曾用過優質營養保建品，因有康復期反應，於是2個月後便停止使用；2004年－2005年期間，痛風沒有發作；2006年痛風再次發作，疼痛難忍，再次尋找同樣的優質營養保健品，一個半月後又出現康復期，這次堅持使用，從小劑量逐步到正常劑量，康復期間抽筋腫痛得非常厲害，但堅持使用一年後，完全康復不再疼痛，非常欣慰。

案例中所使用的營養補充品：

基本營養素、活性鈣鎂片、健骼靈、葡萄籽精華素、深海魚油、臟力寶、硒蛋胱胺酸、纖維餐、健康油。

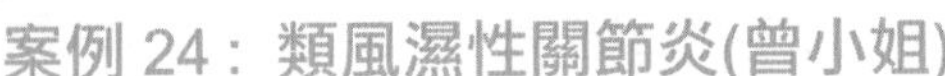

案例 24：類風濕性關節炎(曾小姐)

曾小姐，45歲，2005年4月開始類風濕性關節炎，體重38公斤，症狀：全身關節痛，從左手中指蔓延到全身關節，影響工作和學習，睡眠差、胃口差。就醫用藥3個月後，疼痛還在，但膽固醇卻開始上升。

2005年10月，開始使用營養保健產品，從小劑量開始逐漸增加到非常強的大劑量，3個月後有劇烈的康復反應，關節又腫又痛，4星期後消退，體重逐漸回復到正常的42公斤，疼痛消失，睡眠品質、胃口都明顯改善。

案例中所使用的營養補充品每日劑量：

基本營養素全量、鈣×6（比產品說明多50%）、葡萄籽精華×6（產品說明的3倍）、關節靈×6（比產品說明多50%）、深海魚油×3（比產品說明多50%）、營養餐×1、纖維餐×1。

劉麗醫師的臨床觀點：

類風濕性關節炎是以關節和關節周圍組織非化膿性炎症爲主的自身性疾病，常伴關節外病症狀，故稱類風濕病。關節腔滑膜炎症、滲液、細胞增殖、肉芽腫形成，軟骨及骨組織破壞，最後關節強直及功能障礙。多侵犯小關節，如手、足及腕關節等，常爲對稱性，呈慢性。

經臨床治療，可有暫時性緩解。由於多系統損害，血清中可查到自身抗體，故認爲本病是自身性疾病。病因多與感染、遺傳、免疫機能紊亂有關。

在治療方面以物理治療、止痛和激素的應用爲主。**免疫功能的調節被視為治療本病的關鍵所在**，免疫抑制劑和免疫增強劑的應用在本病的治療中也常用到，然而這似乎對提高免疫功能的作用微乎其微。

廖曉華老師的營養學觀點：

優質營養素的應用能幫助身體自身免疫功能的調節，從以上的實踐例子中已經得到一次次的應證，這或許就是爲何能用營養療法緩解、甚至從根本上解除免疫系統功能混亂所帶來病症的原因所在。

這些豐富的營養素和抗氧化劑在人體內，是對身體各個系統和組織的一次大掃除。它們和體內的穀胱甘肽等抗氧化體系組成一個合作機制，像我們身體的醫生一樣，不間斷地觀察和監視我們身體細胞的活動與健康。我們身體抵抗疾病的生理活動中，毫無疑問，基因當然是一個關鍵的管理角色，然而抗氧化劑更是重要的角色，它參與了基因表達的管理。

美國柏克萊大學擁有全球最頂尖的抗氧化實驗室Packer Lab，他們最重要的一個劃時代發現是：**抗氧化劑將能隨身體的需求，扮演著啟動或關閉基因的重要角色**。微量營養素的全面和充分的補充，帶來的正是對免疫系統功能的修復和協調，由此來補正身體與免疫系統功能混亂所帶來的疾患。

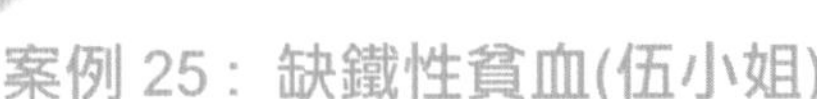

案例 25：缺鐵性貧血(伍小姐)

我是一個長期患有嚴重缺鐵性貧血的中年婦女，46歲。貧血已經影響到了我的工作和生活。隨著年齡的增加我的疲勞感愈加嚴重，我甚至連日常的購物、運動、旅遊都無法正常進行。

我曾努力試著用醫生的方法進行打鐵針吃藥，在用藥期間，我的驗血結果顯示有所好轉，疲勞症狀也有所改善，但卻發現我已非常依賴於藥物，一旦停用就即刻返回原始狀態，更讓我煩惱的是在用藥期間我的月經量明顯增多，有時會讓我無法上班。

從2004年初，我有幸知道了營養療法的選擇，認識道高品質的營養保健品可能會給自己帶來的好處，於是開始認真服用基本營養素和鈣鎂片，同時我自己決定停用所有藥物。3個月後疲勞感明顯改善，尤其是睡眠品質完全改善，鐵質指數從剛開始的3.9（微莫耳／公升）上升至6.9；因此我開始對營養療法產生信心，並追加使用強力葡萄籽精華和維生素C；又過了6個月，鐵質指數已達13.9，驗血結果顯示一切已達正常，我擺脫了困惑多年的缺鐵性貧血，體力完全恢復到了充沛的狀態。我已不再使用任何藥物來醫治我的貧血，生活水準大大提高。現在我每天服用營養保健品，同時我也適當注意增加貧血的人所需攝取的食物，如紅豆、紅肉等。

與此同時，我還有一些意外的收穫，我的家族遺傳過敏性腸道炎在使用了營養補充療法後，經6個月便消失了。我因美尼爾氏症（耳水不平衡）而經常發作的頭痛暈眩症狀也在1年以後不藥而癒。很慶幸自己因為接觸到營養科學而讓我重獲健康、享受人生！

案例中所使用的營養補充品每日劑量：

剛開始：基本營養素×2（早晚各一）、鈣片×2（早晚各一）。

3個月後增加：維生素C×2（早晚各一）、強力葡萄籽×2（早晚各一）、纖維餐早上空腹使用一次，2匙加250－300毫升水。

劉麗醫師的臨床觀點：

缺鐵性貧血，很明顯是缺鐵引起的貧血；補充鐵，貧血就就能夠改善。這個道理人人都會明白，從臨床上，一般的醫生基本也都是這樣的思考並給予補鐵治療。

然而事實上卻不是如此簡單。**鐵的吸收、利用和轉換都需要多種微量元素，只要缺一種元素就不能完成血紅蛋白的合成**——換句話說，缺鐵性貧血需要完整、適量、均衡的微量營養補充，才能真正改善鐵性貧血。

廖曉華老師的營養學觀點：

從臨床的治療方向來看，缺鐵性貧血是靠外來的補充鐵劑，強迫體內有足夠的鐵，以達到消除缺鐵的症狀。然而這種對症治療，僅只是在維持一個很難維持的脆弱和極不穩定的體內平衡，很容易因補鐵的量掌握不好而造成鐵積累中毒。

鐵在我們的一日三餐中是較容易滿足的微量營養素，而一般缺鐵的人都有鐵質吸收不良的問題，營養療法就是從根本上改善身體的功能，幫助身體加強對鐵的吸收能力。基本營養素中的幾十種營養素，特別是維生素C、維生素B_{12}的合作，從最根本上協調了案例本身對鐵的吸收、利用和協調功能，改善貧血。同時她在食物中加強了鐵的補充是很科學的措施，這樣她體內鐵的平衡就能相對穩定而可靠，這種正常的身體功能平衡是比較不容易被打亂的。

而從這個案例中我們也可以理解到，**營養療法是對身體的、從細胞層級的全面修復，最終目標並非針對特定的病症**——因爲一旦身體得到充分的營養，細胞就能健康的生存，身體的各個系統也就可以一點點的自我修復，這也就是爲什麼案例中的患者不僅是貧血症得到改善，其他的缺陷也在不知不覺間得到改善。

案例 26：母親的心腎症候群和妹妹的早發性功能退化性疾病(劉小姐)

我母親從30歲開始就長年頭痛、心臟衰弱，由於腎臟不好，她的臉和腿經常浮腫，小便很頻繁，血壓也有些偏高。長年的勞累，她的關節提早退化，手指關節、膝關節、肩關節，從45歲開始就經常疼痛。特別是她50歲時，第3－5節腰椎間盤嚴重突出，嚴重時導致晚上無法入睡、雙腿疼痛無力，簡單的家務事也無法應付；平時出門，一碰到有上下樓，就要用雙手來幫忙。她花了幾年的時候接受牽引、針灸、中醫治療，效果不太明顯。多年來這些疾病一直困擾著她。

幸運的是，她有機會接觸到營養補充療法，6個月以後，她的關節疼痛開始減輕、腰椎間盤突出的情況也開始改善；1年以後，疼痛基本消失。當時她很感慨地說：「這個產品真的救了我。」

現在她精力充沛、脾氣也變好，過去的毛病全都不藥而癒。感謝細胞營養學家們的貢獻，徹底改善了我母親的生活水準。

我妹妹從年輕時開始就有嚴重痛經，結婚後，她第一次懷孕是子宮外孕，一側輸卵管被切除，從那以後就一直無法受孕，因此到不孕症中心接受檢查和治療。

4年前，她第二次懷孕，但懷孕的第二個月後便開始徹夜不能入睡，經醫院檢查是胚胎已不發育。清宮手術後，她又接受了醫院和不孕症中心的治療。

大約過了1年，她第三次懷孕，2個月後，又是同樣的情況不能入睡，醫院檢查出胚胎畸形不再發育，當時的情形對妹妹和妹夫的打擊很大，心情非常沉重，全家曾考慮過試管。

2004年初，妹妹和妹夫開始服用與我母親相似的基本營養素，並依照狀況有所調整。9個月以後，她第四次懷孕，很幸運的是這次狀態很好，只是快40週時，胎頭一直不能入盆，經過剖腹產手術，寶寶很順利出生了。當時手術的醫生對我妹妹說：能成功孕育這個寶寶真是個奇蹟，因爲她的子宮前傾、子宮口狹窄、子宮的形狀也和常人有些不同，我們相信是營養療法所創造的奇蹟。現在這些產品已經成爲我們整個大家庭生活中的一部分。

案例中所使用的營養補充品：

母親使用：基本營養素、強力葡萄籽精華、活力鈣鎂片、深海魚油、關節靈、心臟寶、維生素C、大蒜精等。

妹妹使用：強力葡萄籽精華、活力鈣鎂片、深海魚油、維生素C、硒等，還加了女寶和維生素E。

廖曉華老師的營養學觀點：

在這一例子中，劉小姐的母親和妹妹身體有完全不同的病症。

母親可能是由於遺傳和長期操勞，造成腎等各個系統的過早衰老（身心交瘁）；而妹妹則是內分泌和生殖系統的功能紊亂和衰退。他們用相似的營養素群，都得到了很好的效果——這就是一個營養醫學和臨床醫學不同之處的例子。

營養醫學的目的不是治病，營養補充品也不是藥，可以說它是一病不治；然而當優質營養補充品給你的身體補足了它運作所需要的營養元素時，身體自身的修復能力就能發揮人們難以想像的奇蹟，他們的身體能因此修復自身的缺陷並恢復正常的功能。

案例 27：過敏性腸道症候群、不孕 (魏先生與其母親)

母親，61歲，從年輕時腸胃就很弱，類似過敏性腸道症候群，稍不注意就要腹泄。 50歲之後長期的胃潰瘍和十二脂腸潰瘍，一直吃西藥，卻沒有太大的效果；東西吃很少，而且吃了就脹、痛和拉肚子；。而最近幾年來，又加上膝關節疼痛，走路困難。她對生活逐漸失去了興趣和信心。

2007年1月開始試用營養補充療法後，她的身體對營養素的回應奇蹟般的敏感，僅僅1、2個星期，她胃的疼痛就消失，而且能吃較多的食物；在2007年的端午節時，連多年不敢吃的糯米粽子都可吃下，而且沒有發生以往的脹痛和腹泄等問題。

我，41歲，從小就遺傳了母親的過敏性腸道症候群，稍有不適或環境有一點改變（包括從一般室外走入有空調的房間），就會引起腹泄。對於這些不適和不方便早已習以爲常，認爲就是無法改變。我用過維生素B群，也用過一些其他的營養保健品，但並沒有真正解決問題。在朋友的勸說下，我半信半疑的嘗試改著服用高品質的營養補充品，沒想到在1個多星期後，輕易腹泄的狀態就消失了。

更可喜的是，在使用營養療法後3個月，36歲的妻子也開始和我服用一樣的營養產品。她有子宮內膜異位、身體虛弱，在婚後8年間一直沒有懷孕，我們渴望孩子多年。而或許是她體內正好缺乏某種營養素吧，在服用營養補充品後5個月，她終於懷孕了！

案例中所使用的營養補充品每日劑量：

魏母使用：基本營養素×6（早晚各二），強力葡萄籽精華素×1、健骼靈×2（早晚各一）。

魏先生與妻子使用：基本營養素×2、強力葡萄籽精華素×1。

案例 28：不孕症(蔡先生，口述代筆)

結婚10年未孕，服用優質營養保健品後半年懷孕。

男38歲、女35歲。結婚10年未孕，多次去國內各大醫院求診，檢查結果一切正常。吃了很多中、西藥，始終未能受孕。2004年時就停止服食中西藥，並放棄想要孩子的念頭。2006年時，朋友推薦營養補充療法，起初女方並不願意，認爲已經看遍國內各大醫院都無能爲力，根本不抱任何希望；但由於男方對孩子有強烈的渴望，抱著試一試的態度開始服用優質營養產品。在男方服用這些營養產品2個月後，女方也開始逐步接受營養療法。直到2007春節前，女方再次到醫院檢查，驚喜地發現已經懷孕了。

案例中所使用的營養補充品：

基本營養素、鈣鎂片、魚油、維生素E、保列健（男）。

劉麗醫師的臨床觀點：

不孕症在臨床上的治療首先是排除女性的器質性病變，如：排卵是否正常、子宮過小、輸卵管不通、子宮內膜發育不好等；其次是檢查精子的存活率、活動率及存活時間的長短。如果查到其中的一項或是多項病因，似乎還有解決的辦法，如果以上的原因都排除了，那麼臨床上的解決辦法就是加強鍛煉、戒酒戒煙、定期複查。

臨床醫生不曾想到微量營養的缺乏會導致不孕，**尤其是鈣的缺乏，直接影響卵細胞內層膜及精子頂體的活性，使受精不能夠順利地完成**。除了補充微量營養，我認爲精神放鬆、心情愉悅、多一些戶外運動也是非常重要的。

廖曉華老師的營養學觀點：

以上兩個不孕症的例子，聽起來像奇蹟一樣不可思議，但事情的發生自有它科學的內涵。基本營養素等營養素群對他們雙方身體的整體調節，鈣、葡萄籽精華素、加上其中較大量的維生素C，則加強了精子的活性和存活率，改善紅血球的運氧能力；血液的改善則從根本上改善營養的運輸和供給。這種情況下，受孕機率的提高可以理解。

案例 29：腰疼(王小姐)

我有幸接觸到營養補充療法時正是我的腰疼困擾我的時候。

常年的腰疼，使我越來越不能彎腰、不能左右轉身、不能直接從床上坐起來、蹲下去就站不起來。拍片檢查的結果，我的脊椎骨沒有問題。醫生沒有別的辦法，推拿、物理治療都只能暫時緩解一下疼痛。長期以來我對治療已經失去了信心。

2003年8月，我抱著試試看的想法開始使用營養補充療法來解決自己已失去希望的問題。真沒想到，僅1週的時間，我居然明顯感到我能輕微的轉動我的腰部，我太高興了，我覺得有了希望！

除了剛開始我是循序漸進加量，之後就都按瓶子上的產品說明使用。4年間我一直持續服用營養素，並依狀況不斷調整服用量，期間又增加服用關節靈，再加上適當的運動，現在我幾乎沒有疼痛的感覺。

案例中所使用的營養補充品：

基本營養素全套、活力鈣鎂片、強力葡萄籽精華、婦康寧、纖維素；後來再加上關節靈。

廖曉華老師的營養學觀點：

很多人都在受一些無名和無原因的疼痛折磨。臨床上，目前除了止疼藥、物理治療外，似乎只是讓醫生更頭疼（開個玩笑！），幾乎找不到真正的原因和辦法。的確這是遍佈世界，很多人的痛苦，雖然這大概不是直接威脅到生命的存在，但疼痛對人精力的消耗和精神的折磨確實是對日常生活的一大損害。

對此，營養療法可能是一個值得嘗試的方向。通過對身體進行全面和充分的微量營養素補充，配合飲食、適當運動，讓身體從細胞的層級上健康起來。在生命科學還有很多奧秘和尚無答案的今天，也許我們的身體比現行的科學更知道如何修補它自己——但這個前提是，我們要充分供給它所需要的均衡營養素，穩定提供它協調和修復的工具和材料。

案例 30：淺表胃炎(宋小姐)

40歲，我的胃病有20多年了，主要是消化不良、胃脹痛，而且怕吃涼的東西。胃鏡檢查結果是淺表性胃炎。我記得早在中學時代，我就經常吃酵母片來幫助消化，所以我吃東西特別克制，即使碰到自己特別愛吃的也不敢吃太飽。如果不小心吃多了肉類等難消化的食物，或吃了生冷的食物，晚上經常胃脹痛，需要反覆按摩才會有所緩解。我嘗試過各種中藥、西藥及中成藥，發現有些藥可以一定程度緩解症狀，但並不能改善病痛反覆發作的情況。

兩年前，當我聽朋友介紹營養療法時，我的胃痛正在發作，而且這一次特別嚴重，從國內帶來的胃藥也不能緩解胃痛，只好求助於針灸，但收效甚微；在這種情況下，我半信半疑地開始服用營養素，先用了基本營養素，第一天胃痛得更厲害，幾乎整個晚上都睡不著，但幾天之後就改善了。1個月以後，我驚奇地發現我的胃基本上恢復正常了，然後我又陸續加服其他營養素，之後我再也沒有發作過嚴重的胃痛，吃東西不再需要那麼小心翼翼，即使偶有不適也會很快恢復，不需要再吃藥。

案例中所使用的營養補充品：

基本營養素、葡萄籽精華、活力鈣鎂片、魚油。

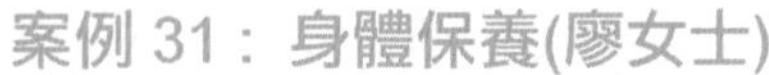

案例 31：身體保養(廖女士)

61歲，我一直以務農爲生，20多年前移民紐西蘭後一直在家人經營的蔬果農場幫忙；時常起早貪黑工作，每天至少工作10小時以上。我的身體雖然沒有甚麼大毛病，但經過一整天的忙碌之後難免感到疲倦，晚上也經常睡不好。後來經友人介紹認識了營養保健療法，由於我先生是罹患癌症去世的，當時我就我深深體會到沒有健康便等於沒有一切的道理，故毫不猶疑地開始服用這些產品至今，一直沒有間斷過。我從基本營養素、葡萄籽精華、鈣鎂片開始服用，短時間後即察覺到睡眠品質變好，而且不像以前那樣容易累，頭髮掉得少了，視力也有改善。我後來再增加服用關節靈和ω-3漁油。

現在我雖年過六旬，而且每天都工作十多小時，人們都說我看起來總是精神奕奕的，而事實上我也不覺得累，也沒有腰酸背痛的情況出現；有時遇見數年沒見的朋友還說我變年輕了呢！（因爲我臉上的老人斑也淡化了）最近我還添加服食銀杏葉－卵磷脂來維持我的記憶力。我真的不敢想像，如果沒有接觸到營養療法，我的身體是否還像現在這樣健康？我寧願在別的地方省些，也絕不停止營養補充。我常說：「越窮越要食」，因爲我需要健康的身體來繼續賺錢。

案例中所使用的營養補充品：

基本營養素、 葡萄籽精華、鈣鎂片、關節靈、ω-3漁油、銀杏葉－卵磷脂。

廖曉華老師的營養學觀點：

儘管廖女士本身並沒有什麼明顯的疾病，而只是一般很多人都有的疲倦和睡眠品質不佳，但她由於丈夫的去世而警覺到健康的重要，對自己的健康進行必要的保養。這實在是一個很有悟性的聰明之舉，**未雨綢繆，這是保健的實質和根本**，保健品從本質上並不是等病出現了再用的。

她很樸實的知道，保持健康才能保持經濟收入。健康比錢重要，而選擇品質好的（不是以錢來衡量的，更不是最貴的！）營養保健品就是保持健康的重要因素之一。

案例 32：偏頭痛(Ellis)

男，50歲，我從13歲起便患有很嚴重的偏頭痛，初時每隔數週痛一次，每次持續約2－3天；後來情況越來越嚴重，幾乎每週都痛一次。如此持續近30年，病發初期只自行服食普拿疼或阿司匹林之類的止痛藥，後因頭痛的次數越來越頻繁才去看醫生。

然而，醫生給的所謂特效止痛藥也是治標不治本。期間也試過推拿和針灸療法，卻發覺那都只是暫時減輕痛楚而已。後來乾脆連醫生也不看了，頭痛來時便吃止痛藥，通常再加2粒Voltaren。由於痛楚難耐，每次吃止痛藥的數量也逐漸增加，到了後期常常需要吃10多粒才能止痛；有時這樣吃也沒有效果，便到診所打止痛針，之後不到半小時便會昏昏欲睡。

所幸1999年初，我的一個客戶向我推薦營養療法。由於當時我血壓偏低，所以也認爲應該服用一些來調整我的身體狀況。開始時，我只服用一些較爲基礎的保健食品， 約6週後，我突然覺察這陣子好像都沒有服用止痛藥了，這時才想到可能是服用這些營養保健品所帶來的效果。於是後來又增加服用了其他保健品。

之後雖然每逢忙碌時偶然也會出現頭痛，平均數月一次，可是無須再服用10多粒止痛藥或打止痛針；一般情悅下放鬆休息一下，隔天便沒事了，而且痛的程度也沒有以前那樣嚴重。有時實在不能停下來休息，或當狀況持續一天以上時，服食一兩粒止痛藥也就緩和了。除此之外，血壓也回復正常。

案例中所使用的營養補充品：

基本營養素、葡萄籽精華、鈣鎂片；6週後增加服用：健康油、前列寶、心臟寶。

案例 33：皮膚病(方女士)

多年來我久治不愈的頑固皮膚病又痛、又癢、又硬、又厚的大紅疤，給我生活上、精神上帶來不便和極大的痛苦，很可能有病變的隱患。我跑遍了醫院，醫生無法診斷。同時也服用了大量的西藥和中藥。

2006年6月，我開始服接受營養療法；9月疤痕開始逐步清除；2007年3月完全消失。我滿面春風，好像是另一個人了，已不像面部很難看的82歲的老人。

案例中所使用的營養補充品：
基本營養素全套、葡萄籽精華、鈣鎂片。

案例 34：遺傳性高血壓(方小姐)

我的祖父和父親都死於高血壓，我也逃脫不了高血壓。患高血壓已多年，每天服用藥物控制血壓。多年來工作的壓力，讓我感覺精力不夠充沛。

2006年8月開始服用優質營養品，3個月後血壓開始有一點變化，有時正常、有時不正常，處於波動階段；6個月以後，感覺精力充沛，好像又回到年輕時代。我又可以持續工作十幾個小時，脫離了不健康的狀態；2007年3月，我完全不需要服用陪伴多年的降壓藥。在這個階段，我幾乎每天，每2小時量一次血壓，持續1個月時間都非常正常。

案例中所使用的營養補充品每日劑量：

基本營養素×3（早中晚各一）、葡萄籽精華×6（早中晚各二）（後改用強力葡萄籽精華，早中晚各一）、鈣鎂片×6（早中晚各二）、心臟寶×3（早中晚各一）、深海魚油×2（早晚各一）。

劉麗醫師的臨床觀點：

高血壓是一種症狀，它能引起一系列的心腦血管疾病——這是我們容易理解到的——而實際上**高血壓還會導致身體各臟器的功能下降**。遺傳性高血壓目前在臨床上（還不知道確切原因）屬於一種比較頑固的高血壓。近年來，高血壓病的治療水準已有明顯的提昇，治療高血壓的藥物也層出不窮；然而，許多高血壓患者在治療過程中，血壓雖然得到控制，但患者的血脂濃度卻出現增高的現象。血脂增高、血液黏度增高，容易發生血管栓塞，引發缺血性心臟病和缺血性腦中風，另外也會使血壓忽高忽低，這對內臟的平穩血液供應亦是一種潛在的威脅。

哪些抗高血壓的藥物會引起患者血脂出現不利的變化呢？**目前臨床發現，至少有以下4種常用的抗高血壓藥物可引起血脂升高**：

A.雙氫克尿塞：此藥爲利尿藥，通常與其它抗高血壓藥合用，治療輕中度高血壓病。實驗證明，雙氫克尿塞可使血液中三酸甘油酯明顯增高，提高血液黏稠度，不利於患者身心健康的全面恢復。

B.複方降壓片：是最常用的降壓藥物之一。患者用藥後，血壓緩慢下降，但三酸甘油酯和膽固醇卻明顯增高。複方降壓片對血脂的不利影響還會降低高密度脂蛋白，這就更容易使血液中的膽固醇增多，促進動脈硬化的進展。

C.心得安：也是常用的抗高血壓藥物。患者用藥後血液中的膽固醇和三酸甘油酯都呈明顯增高趨勢，對控制血液黏稠度極爲不利。

D.硝苯啶：是一種鈣離子拮抗劑，有較好的降壓和擴張血管的作用。服用此藥後，血液中的三酸甘油酯和膽固醇濃度顯著上升，但對高密度脂蛋白的影響不大。

上述4種藥物能使**血脂濃度增加，這對於控制動脈硬化是極為不利的**，甚至是有害的。因此，凡是服用上述幾種藥物的高血壓病患者，在

服降壓藥的同時應定期檢查血脂濃度，發現血脂增高或血液黏稠度增高時，加服一些降血脂和降低血液黏稠度的藥物，或改換其它降壓藥，以使高血壓的治療趨於完善。

廖曉華老師的營養學觀點：

對於遺傳性高血壓，似乎比其他原因引起的高血壓更難以解決。從總體實踐來看，臨床處方藥和營養療法結合可能是一個更廣泛、更好的實際選擇；必要時，一定量的處方藥仍是需要使用的，但同時加入營養素群會調節整個心血管系統的功能，保持血管的柔韌和血流的暢通、強化心肌功能，這等於從另外的角度來幫助身體緩解高血壓可能產生的後果。

案例 35：鼻竇炎(齊女士，口述代筆)

66歲，鼻竇炎，從小常發燒、感冒、鼻塞，越來越嚴重，每一次感冒都會失聲，成年後常用感冒藥、抗生素。

20多歲時，左邊鼻腔動手術，醫生要求6個月以後做右邊，可是因爲怕痛所以自己放棄了。之後就開始大量使用感冒藥、抗生素，爲此感覺無力。

20年後，鼻腔有異味、鼻涕有膿血、人開始發胖、臉出現斑點、時常頭痛。2002年做手術，醫生斷定鼻竇炎會伴隨她一生。

2003年因手腳疼痛經朋友介紹開始使用營養補充產品，現在不僅手腳疼痛有了改善，而且鼻竇炎意外地也獲得了改善，已經不會時常感冒、鼻腔異味消失、鼻子不塞、頭痛也沒了，人整個輕鬆許多。

案例中所使用的營養補充品每日劑量：

基本營養素全量、葡萄籽精華素×6、活性鈣鎂篇×2、深海魚油、銀杏葉－卵磷脂×4（早晚各二）、硒蛋胱胺酸×4（早晚各二）、礦物維生素C×4（早晚各二）、關節靈×4（早晚各二）。

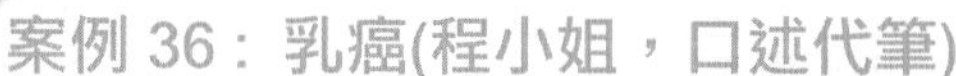

案例 36：乳癌(程小姐，口述代筆)

62歲，2年前發現左邊乳房罹癌，症狀：左乳腫塊、硬、粉紅色，乳頭溢透明液體。第一次手術，左乳全部切除，淋巴4粒，有2粒有癌細胞；第二次手術，左邊淋巴全部切除。第一次化療後，非常辛苦，睡不著覺、吃不下飯、坐立不安、嘔吐；第二次化療前頭髮開始脫落，這時她接受了營養療法。

開始服用營養素後，第二次化療後的體力比第一次恢復得快，第三次化療就沒有以前的症狀。8次化療後，電療25次，一直堅持繼續服用豐富的微量營養素，第六次化療時頭髮開始生長。2年後，驗血報告、乳房檢查、電療醫生檢查，結果都正常。

案例中所使用的營養補充品：

基本營養素、鈣鎂片、葡萄籽、臟力寶、深海魚油、硒片，從小量逐漸調為全量。

廖曉華老師的營養學觀點：

程小姐的例子和大多數經歷化療的癌症病人是很相似的，就像如下幾位癌症病例一樣，微量營養素的補充、抗氧化劑的作用，加強了免疫系統，改善抗氧化體系，加強了健康細胞對抗癌細胞的能力；同時又減少了化療的副作用，減少腸胃的反應，保持了胃口；能正常進三餐又加強了體力的恢復和及時補償損失的能量。這「加」、「減」之間，對一個受癌症侵犯的人體是至關重大的。

實際上，這是一個促進病體回到正循環狀態的努力，使其有機會得到恢復。如果僅僅是傳統的臨床治療，身體在化療的重大衝擊下，健康細胞和癌細胞一起被消滅，人會變得很難進餐；而人體在面對巨大的損失時如果又沒有補充（不論是微量或常量營養皆需要），新生細胞的速度過分減弱、白血球急劇降低，身體是否能繼續承受，結果就難以預測了。

同時，在不少的臨床的觀察中可以看到，充分微量營養素的補充，還可以加強放療和化療的效力，在一些研究的病例中又有使腫瘤退化的作用。

案例 37：腦瘤(岑同學，口述代筆)

男，13歲，9歲半的時候，左眼突然失明，經醫生檢查確診為腦瘤。因瘤的位置太靠近控制荷爾蒙的神經，醫生決定不開刀，先化療；第二次化療前決定開始接受營養療法，之後的化療雖然仍有嘔吐現象，胃口也不太好，但精神比同樣的孩子健壯。

經過電療25次以後，醫生又給他打一種增長荷爾蒙的針，連續一年，其他一切正常。之後雖然停止打針，但營養補充產品仍持續使用，最近一次就診時醫生說：有長高長胖，以往天氣冷的時候手就會變紫色，現在都不會了，磁核共振掃描的結果顯示正常。

案例中所使用的營養補充品：
兒童營養素、葡萄籽精華、鈣鎂片、深海魚油。

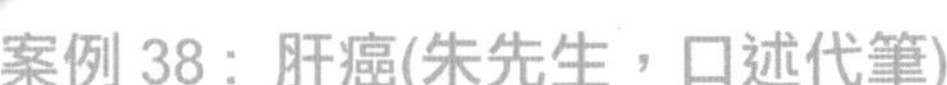

案例 38：肝癌(朱先生，口述代筆)

25年前，從越南移居澳洲，發現慢性B型肝炎，他的家族也有這樣的病史。他身體一直很弱、容易疲勞；發現B肝後幾年，人整個皮膚非常黑，很快消瘦，更是極易疲倦，工作不能正常進行。而且在這整個期間，他日常生活中每天喝相當多啤酒。

2001年在一次旁人的打鬥中，他被撞倒在地，頭被撞破，引發了偏頭疼、關節和手腳疼，沒有安眠藥就不能入睡。

2003年4月，開始接受營養療法，之後關節和手腳疼痛改善了許多。7月，他感到發熱，人很難受，他因爲因自己是醫生，所以很注意身體的反應，立刻到到醫院做X光和電腦斷層掃描，檢查結果顯示，在肝區有2粒癌腫（在這之前，曾在肝區發現有幾個小的白顆粒），一個4公釐，另一個是7公釐，決定手術切除。

在手術前4週和手術後2週，他將營養保健品的攝取提高3－4倍。在手術後3個月的檢查中發現，在他的肝區有很多彌漫性的小癌塊，醫生提議給他換肝，被他拒絕，而只是繼續大量的服用營養素。在大量營養素的調節下，他的彌漫性癌斑不僅在3個多月就消失了，皮膚變白，身體健康強壯了起來。

在2005年5月，他回越南去探親3個月，在此期間，他非常注意健康的飲食，按時服用保健品，身心健康愉快地度過了假期。而且有一點很重要，自動過肝的手術後，他就澈底戒酒，整體生活方式保持健康，人變得精神煥發、積極上進、樂於幫助別人。

不幸的是，在身體得到恢復後他開始背著妻子減少營養品的用量。於是，在2006年10月，肝區又發現2個小癌粒，醫生建議他做切除然後放療和化療。他不僅沒有聽從醫生的建議，反而執意要回越南探親訪友和修善祖墳；2006年11月，他回了越南，期間他不僅終日勞累過度、不注意飲食、還開始喝酒，帶去的營養產品幾乎沒有吃。

2007年2月，當他回到澳洲時，人變得十分消瘦，加上在越南傳染上感冒久久未癒，到家後完全沒任何氣力。4月14日，他終於因肝區疼痛而住進醫院，發現肝癌已轉移到肺部，醫生放棄了治療。之後生命就在奄奄一息中維持僅僅數週，最終離開了人世。

（註：諸先生本人是醫生，這是2007年他走後，其妻子與廖曉華老師的訪談記錄。）

案例中所使用的營養補充品每日劑量：

手術前：基本營養素×1、小葡萄籽×1、活性鈣鎂片×1、關節靈×1。

手術後：基本營養素×3、葡萄籽精華×6－9（每天兩次到三次）、臟力寶×6－8（早晚各三到四）。

劉麗醫師的臨床觀點：

肝癌患者，一旦確診，在進行手術切除和放療、化療的基礎上，

生命期只有3－6個月；換肝手術則例外，生命可維持稍長一些。

因爲**肝細胞的再生能力和活躍性居其他臟器之首位，肝癌細胞的生長、擴散和轉移的速度是非常之快**，故患肝癌患者的生命期極短，這也是令患者和家屬的恐懼之所在。該患者手術後未作放、化療，只服用優質營養補充品，生命維持近4年，生活水準也好過其他患者，期間甚至還有小的癌斑自行消失，這是藥物所不能達到的效果。

如果該患者能夠保持**良好的生活習慣和持續戒酒**，維持同等劑量的營養保健品，相信結果會有所不同。

廖曉華老師的營養學觀點：

這個癌症的例子給了我們3個極大的啓示：

一是，營養品和處方藥作用不一樣， 它們在人體中是日常飲食的一部分，是身體維持健康能量的必需要素。

特別是對於一個正在與癌症作殊死搏鬥的軀體，細胞營養的充足與否，不僅是對抗癌擴散的必要條件，也是人能否存活和生活的好一點的必要條件。

癌症的形成，是細胞長期的被各種自由基侵犯而引起基因突變的過程，一旦形成和建立起它的營養供應管道，其分裂的速度就會在短時間內大量吞噬人體的健康細胞。毫無疑問，在軀體與癌症對抗中，如果能給我們身體提供維持健康的營養支援，我們身體就可以有力量對抗癌細胞。這一過程將是漫長的，所以營養品不像處方藥，處方藥可以在醫生指導下、待症狀消失後就可以停用；但**營養品卻要像吃飯一樣持續服用**，以保持一個全面均衡的營養系統——特別是被癌症侵犯過的身體，更應如此。

再者，我們可以看到，生活方式對一個人的健康是另一個至關重要的條件。

不良的生活方式不僅讓身體中一切不良的遺傳因素——即便原是隱性的基因——也會變成顯性而迅速釀成病變，像肝臟受過B肝等病毒侵犯的人，如果再大量飲酒和終日高脂肪、高蛋白食物，不就是自願加入各種不同類型肝病變的隊伍嗎？

最後，在自然界的物競天擇中，我們人類也被囊括在內。

熱愛生命、珍惜健康是一個終身的使命，是一個對自己生命、對爲人之父母、爲妻爲夫、爲兒爲女、以及身爲社會公民所應負有的責任。如果我們沒有以上這些基本的責任心，沒有一些基本的科學知識和學習態度，我們自然會在抵達真正的生命終點前提早出局，而且會是在痛苦中被剔除。

案例 39：紅斑性狼瘡(曹小姐，口述代筆)

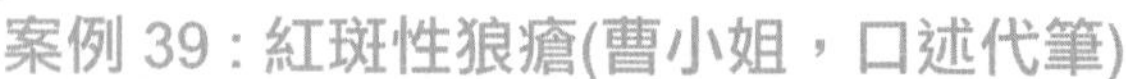

48歲，從小身體很弱，常感冒。2004年9月開始，約更年期前後，每晚睡覺流汗、牙齒流血、關節和皮膚發硬、有一粒粒紅點、手腕也疼，剛開始時沒加以注意，以爲是關節炎，但很快就發展到全身發冷發熱，皮膚、臉上、脖子、身上和手腕等部位出現紅斑，開始瀉肚子，嘴角爛、生瘡。

她在外賣便當店的廚房工作，待在爐子邊，熱氣更讓她非常難受。2個月後，她到雪梨看中醫，作了檢查，結論是得到「紅斑性狼瘡」。很快，在疾病的折磨下，她不僅人變得虛弱，又很蒼老；怕冷、穿得很多；臉和手上的紅斑很嚇人，皮膚很薄，彷彿嫩的一碰就要破；她講不出話，吞咽困難，吃不下飯。中醫開了藥方，她卻吃不下。

後來改用西醫處方藥（由於副作用太大，她僅用醫生講的1／2量）的同時，她開始嘗試營養療法。開始時得將藥片切碎，然後再一點點加大劑量。整個過程的康復反應十分激烈，初始時大便不多，肚子很硬，後來開始較嚴重的瀉肚子，但她卻發現自己精神變好，渾身輕鬆許多。

她信心多了些，在以後的幾次反反覆覆中，她能堅持繼續補充營養保健品。到2006年，雖然肌肉的疼痛還有，但其程度減輕了許多。她身上的斑點和硬塊都消失，肌肉外觀逐步回到正常，吃飯也好了許多；

2007年，整體感覺又比前一年好了許多。總之，她身體的功能一直在逐步的正常，相較於以往的自己，她已感到自己彷彿是另一個人。

案例中所使用的營養補充品每日劑量：

基本營養素×6、魚油×4、鈣×6、葡萄籽精華×6－9、心臟寶×3、關節靈×6、銀杏葉×4、視力寶×2、硒×4、纖維餐；後來再加上肝臟寶×3－4。

劉麗醫師的臨床觀點：

紅斑性狼瘡是一種多發於年輕女性，會累及多臟器的自身免疫性炎症性結締組織病，它會影響體內的多種器官，除了侵犯人體的關節、肌肉及免疫系統外，尚會破壞皮膚、腎臟、神經系統。

中醫認為紅斑性狼瘡屬於免疫機能不足，以至病毒侵襲引起的疾病，治療方面主要是扶正祛邪；西醫認為紅斑性狼瘡是免疫機能紊亂導致自身侵蝕的結果，治療方面一是使用激素降低紊亂的免疫反應以減少自身侵蝕，二是對症治療，三是加強免疫功能。整體療效緩慢，過程漫長，長期應用激素所引起的副作用除會造成身體肥胖外，易患感染、腸胃潰瘍和穿孔，危及生命。

廖曉華老師的營養學觀點：

這是一個很好的處方藥和營養品結合的實例。從營養醫學的角度，紅斑性狼瘡是自身免疫系統的功能嚴重紊亂到無法辨清、區分任何自身組織蛋白成分和外來病毒、細菌或其他自由基的地步，免疫力量侵犯到身體幾乎從內到外的所有結締組織和器官，從皮膚、關節到內臟（腎、心、肺）、腸道。

要從根本修正免疫系統的功能，才能制止、減輕或減緩這個過程；也就是說，讓免疫系統能逐步「不派出軍隊」去攻擊自身。這是一個極複雜的、對免疫系統修補和重建的過程。雖然科學尚不知道這個確切的過程，但讓身體得到全面、均衡、充足的微量營養補充，讓其能有充分抗氧化劑供應和產生出其所需求的酶，這對於調節免疫系統的化學反應正常化無疑是一個巨大的支援和修復。

在患者身上，的確也看到這樣的事實，當處方藥和營養素同時在身體內各盡其職時，處方藥阻斷「錯誤軍隊」的進攻道路；而營養素在改善免疫系統功能的運作中，可能減少了錯誤的「軍隊的派出」。兩者的結合，讓患者的整體狀況逐步的改善，而且也沒有明顯看到或感到處方藥的副作用。像這種疾病的發生和發展是一個漫長的過程，進一步的恢復或是完全恢復也更是一個漫長的過程。

案例 40：腦膜炎、風濕性關節炎、乳腺增生演變為癌症(Mary，口述代筆)

Mary從小體弱，曾患腦膜炎、風濕性關節炎等。長大後乳腺增生。

由於在後來的工作中接處有害物質（硫酸、酊酮、苯等），血壓低及驗血指數（白血球、血紅素、血小板）等均偏低，甲狀腺有結節並功能低下。由於長年工作壓力使她在45歲前就患更年期症候群、脾氣暴燥、記憶力嚴重衰退、頭腦經常一片空白、腎結石、血鈣偏低。嚴重的疲勞症候群，每天都要靠咖啡提神。

2003年初，她開始嘗試營養補充療法，發現上述症狀有了明顯改善。但她因為忽視了健康四要素（均衡飲食、適當鍛鍊、減緩壓力、補充微量營養）中的其他三點，只單純的把健康看做補充微量營養品，於是在2005年5月時發現患上乳癌；慶幸的是，雖然她的腫瘤已有6.5公分，可周圍組織沒有受到侵害，而且手術中發現她的健康細胞組織比她實際年齡更年輕。

手術前，她大量增加微量營養補充的攝取。之後的化療，她自己要求2週做一次（原本規定3週做一次），整個化療過程中，她只用醫生開的5種處方藥其中一種的一半份量作為止吐，整個過程中幾乎沒有吐過，口腔也沒有一點潰瘍；另外只用5毫升升白血球針，其指數保持在7以上；肝腎功能正常；手指、腳趾沒有發黑；血管沒有栓塞。

化療對人體的傷害很大，影響神經末梢造成手腳麻木，即使這樣她都還可以上街買菜、做些家務。25次放療後，再增加一些保健品以及外用日霜，其效果不可思議，治療部位沒有一點變黑及燒傷，5個月化療、放療全部做完後，雖然過程是痛苦的，但以她原本的體質而論，她比其他患者可說是幸運多了。

接下來的日子就要用5年的處方藥泰莫西芬（Tamoxifen）進行激素療法，她從書上及諮尋醫生那裡知道，這種藥物副作用的嚴重性，因此徵求了懂營養學的醫生及專家的意見，並決定不用這種藥物，而全部改用營養療法取代，同時也改變飲食習慣、運動、緩解精神壓力藉此繼續恢復健康，並從中得到很好的效果。

她現在基本能應付一天的生活，並仍持續服用優質營養素群，以幫助她修復免疫系統、預防癌症復發。這種選擇是從她在治療期間所感受到的體驗，以及她拿這些與其他患者經驗對比後得出的結論，同時也是她對營養保健品的信任；雖然很多醫生對她的選擇不理解，但當她看到與她同時化療的患者與其家人的那些後悔及痛苦，她仍舊選擇要靠自己走在健康這條路上。**醫生能治療我們的疾病，但是不能保證我們健康，自己救自己吧！**

案例中所使用的營養補充品：

最初的營養補充品項：基礎營養素、銀杏－卵磷脂、婦康寧、鈣鎂片、關節靈。

手術前大量增加（5次／天）的補充品項：基本營養素3對、鈣×6、強力葡萄籽精華×6、維生素C×4、纖維素×1匙、健康油×1匙、臓力寶×6、硒×9。

2次手術後調整：臟力寶×9、硒×12，其他不變。

7次化療後調整：臟力寶×12、強力葡萄籽精華×8、減少維生素C（胃不適，化療反應），其他不變；增加，舒肝片×2、維生素B群（幫助神經）。

25次化療後調整：臟力寶改為輔酶Q_{10}×12，其他不變；增加，銀杏－卵磷脂(強化排毒)，並在治療部位塗抹保健日霜。

最終平日用量：基本營養素×3、鈣×6、硒×9、強力葡萄籽精華×6、臟力寶×9、舒肝片×2、健康油×1匙、魚油×2、維生素C×3、婦康寧×3。

劉麗醫師的臨床觀點：

該患者因爲工作的原因長期接觸有害物質，致使身體的整個免疫系統被擊垮，出現多種疾病並不奇怪，但也不是不能挽救，正如她後來服用優質微量營養補充品能夠緩解已有的疾病一樣，如果精心調理、注意保健身體狀況，還是可以好起來的（條件是離開有害物質）。

只可惜在身體還沒有完全調理好的時候又查出患有乳癌，這無疑是雪上加霜。好在她已經服用了一段時間的優質營養保健品，這爲她後期治療乳癌打下一個良好的基礎。

通常在臨床上發現乳癌後，優先會選擇手術治療加術後化療。**乳癌的預後是比較樂觀的**，主要取決於以下幾個方面：手術時的情況，包含腫塊的大小、與周圍組織的關係、有無轉移、周圍淋巴結的情況；手術範圍，包含部分切除、全切除、淋巴的清掃範圍等；術後化療的完成，包含化療期間身體的恢復情況、體力的恢復、白血球的回升等。總的來說，乳癌在目前來說並不是一種最可怕的癌症。

廖曉華老師的營養學觀點：

Mary的先天遺傳不利，後天又有一系列工作環境對身體的連續摧殘，體質很差，驗血檢查從來都不正常。的確，又是一個先天不足、後天失調的遺憾。然而，就是因爲她這樣一個很複雜的病體，在做了一段時間的微量營養補充之後，當人們看見她一張張化驗單逐步從逆境扭轉情況時，也不能不驚歎營養保健品所發揮的效果是多麼神奇而不可思議，而似乎又是一種營養科學的必然。

遺憾的是，在剛開始的營養療法階段，她對營養補充概念有所誤解，以爲微量營養的補充就是身體保健的全部，因而忽略了「**均衡的常量營養是基礎**」，於是可能是身體常量營養的極度不平衡，造成了潛在的疾病迅速發作（按目前對癌症的研究，她的狀況說明潛藏期絕不是10年以內的時間）。不幸中的萬幸是，她的整個治療過程雖然漫長而艱辛，但有大量微量營養素的配合，和她對每天飲食的精心調配；她在治療期間，不僅沒有經歷一般患者的極大痛苦，而且以她原本那樣差的體質，能得到這樣的恢復，不能不說是營養療法和臨床配合的一個成功例子。

案例 41：兒子的白血病和全家的保健(麥小姐)

我兒子今年11歲，在他5歲半的時侯得到白血病。

前些年，我們認識了營養療法，因此全家開始服用保健品。我兒子也從小量給他服用，剛開始時，我們以爲他會有很大的反應，但是都沒有。那時是兒子的化療後期，他卻比以前更有食慾，很多次檢查時血紅素等各方面都很好；後來，我們又加上鈣美片、深海魚油、硒元素，幾年來他堅持服用這些營養素，各方面都有很好的效果。

我女兒小時侯經常說腳痛，帶她去西醫那裡檢查，醫生說一切正常，可能她跑多腳痛而已；但我女兒不是愛動的人，在晚上也說腳痛不能睡，只好帶她看中醫，結果中醫說她個子長的高、缺鈣，於是也利用營養療法給他補充微量元素，服用後她再也沒說過腳痛。

我自己和丈夫也是有很多的毛病，以前經常去看中醫、吃中藥來調理身體，自從服用這些營養素後身體各方面都有很好的改善，我自己也感覺沒有以前那樣累，心情覺得輕鬆很多，以前我是經常針炙的，右邊耳朵麻木；我和丈夫都時常感冒，腰、腳痛也是常事，總覺得精疲力盡。開始服用優質營養品後，都給我們全家帶來健康上很大的幫助，我也希望別人能好好照顧自己的健康，高品質營養保健品一定會幫助我們擁有一個健康身體。

案例中所使用的營養補充品：

麥小姐的兒子使用：兒童營養素×2（早晚各一）、普通萄葡籽×2（早晚各一）、礦物維生素C×2（早晚各一）；後期加上鈣美片×1（隔天服用）、深海魚油×1（隔天服用）、硒×1。

麥小姐的女兒使用：青少年營養素×1、普通萄葡籽×1（早晚各一）、鈣美片×1；情況好轉後，再加服礦物維生素C、硒元素、深海魚油。

麥小姐與先生使用：基本營養素、萄葡籽、鈣鎂片、關節靈、臟力寶、健康油、硒、深海魚油、礦物維生素C、維生素E等。

案例 42：子宮肌瘤(高小姐)

1996年春天某日，我懷著忐忑及期盼的心情至婦產科醫生那兒聆聽羊膜穿刺的報告，當醫生對我們夫妻宣佈：「恭喜你們，是一個健康的千金！」時，我們，尤其是我先生，高興的簡直要飛起來了！生下兩個小壯丁之後隔了8年，在計畫之外懷孕，我們多麼想要一個女兒呀！只是接下來一連串的產前檢查中卻得知在我子宮內長了個肌瘤，使歡喜的心情蒙上擔心持續生長或惡化的陰影。

2000年8月，我開始服用優質營養品，肌瘤仍然困擾著我。除了各種營養產品外，每天固定以大豆蛋白奶和營養餐（Nutrimeal）作爲我的早餐近1年4個月左右，在一次先生陪同做的健康檢查中，我請求醫生爲我的肌瘤做檢測，因爲我想知道「它」有無生長或長大了多少？

醫生反覆檢查後告訴我「沒有肌瘤！」

肌瘤竟然不見了！當時我內心的驚喜真是無法用筆墨來形容，後來幾次例行性健康檢查中也都證實了這個好消息。我確信是這些優質營養品發揮了決定性的功效，除了我自己更堅定的使用，原本不怎麼願意服用營養保健品的先生也因此改變了態度。

案例中所使用的營養補充品：

基本營養素、葡萄籽精華、維生素C、鈣鎂片、魚油、維生素E、婦康寧。

劉麗醫師的臨床觀點：

子宮肌瘤屬於良性腫瘤，發病機理目前尚不清楚，主要與女性激素有關，過剩、代謝失調等；生育次數少的女性易發生子宮肌瘤，子宮肌瘤發生的部位不同，臨床症狀也不同：漿膜下和肌壁間子宮肌瘤通常無明顯的症狀；黏膜下子宮肌瘤會引起經血過多和大出血，繼發貧血。

臨床治療以對症爲優先，如肌瘤直徑達於5公分，則需要手術治療；如果肌瘤過大而沒有手術的患者，會發生疼痛和發燒——原因是肌瘤過大，中心供血不好引起的變性壞死，發現後及時手術，預後良好。

廖曉華老師的營養學觀點：

婦女大約有40%的人在一生的不同階段會長子宮肌瘤。對於這位幸運的女士，子宮肌瘤可推測爲是單純的雌激素過剩的一個表現，也就是體內雌激素代謝不平衡。綜合、全面的微量營養素補充，協調了身體的機能，讓內分泌的功能逐步正常化；沒有過剩的雌激素，子宮肌瘤自然就沒有了「食物來源」，也就無法生存了。

案例 43：膀胱癌(費先生，女兒代筆)

發病年齡：66歲。身體狀況一向良好，能一次性爬上25層樓，可以騎車幾十公里。

確診前：大約2005年10月，第一次發現無痛尿血，之後誤以爲是運動過量；減少運動後，尿血頻率有所放慢，但仍時常有無痛尿血，有時甚至是半凝固狀的血液凝塊。期間，服用過若干治療腎病的中藥，以爲是腎出現問題。2006年3月開始服用營養補充品。

確診，手術：3月6日到醫院檢查，超音波檢查後即刻確診爲膀胱癌。從應該是超音波的照片看，有一個雞蛋大小，呈菜花狀的獨立病灶。

3月11日住院，16日進行切除手術，由於只有一個獨立的病灶，所以切除手術在根部做的較深、範圍較大。術後一週出院；在手術的當天，同一病房裡同時有三個人動手術。一個是2年後復發來做第二次手術，年紀65左右；另一個是40多歲第一次發現膀胱癌。二次復發的人，病灶是葡萄狀的，較不容易手術清除乾淨。

術後化療：3月27、28日開始術後大劑量、大密度的化療。每週一次，連續8周。期間一直持續服用營養補充品。在化療進行到4、5週時，他的主治醫生開始對他的檢驗報告感興趣，因爲醫生覺得他的各項指數恢復的出奇的快與好，於是專門詢問他到底在服用什麼藥物，以至於現在看來恢復效果奇佳。由於擔心醫生反對營養療法，所以隱瞞未說。

複查，體檢：8週大劑量、大密度的化療結束後，他未再做任何化療。到術後3個月回醫院做膀胱鏡檢查時，各項指標都正常。而且做膀胱鏡的醫生說，他的膀胱很乾淨，沒有任何不良狀況。此後再未到醫院做任何相關治療和檢查；期間，他的主治醫生曾電話家訪，詢問身體狀況。直到術後一年，再去醫院做膀胱鏡檢查時，情況仍非常好，醫生說比沒患過膀胱疾病的健康人的膀胱還清澈乾淨；同時，還做了全面的體檢，心、肝、腎、肺等各大身體器官與組織都正常。

他的身體狀況從確診到恢復健康，其間不知情的人，沒有發現他曾是一個癌症病人，即使在化療期間也沒有脫髮和嘔吐現象。面色一直非常紅潤，健康。

案例中所使用的營養補充品每日劑量：

2006年3月開始：基本營養素×3（早午晚各一）、鈣鎂片×3（早午晚各一）、強力葡萄籽精華×3（早午晚各一）、臟力寶×3（早午晚各一）、硒×9（早午晚各三）、維生素C×9（早午晚各三）等。

2006年10月後開始減量：因為飲食習慣改為一日兩餐，因此所有營養素都少服一次；停服臟力寶、維生素C；硒由早午晚各三減為各一；強力葡萄籽精華偶爾停用

案例 44：乳癌(謝小姐，口述代筆)

38歲時做了2次試管嬰兒實驗，均未成功，而且在1997長了子宮肌瘤，引起大出血；手術摘除後，身體體重劇增到78公斤（身高：155公分），但體質很差。經過非常刻苦的體能訓練，體重降到60公斤，身體也得到恢復，各方面都感覺也不錯。

2002年10月， 開始服用優質營養品，剛開始時，乳頭癢並出現硬塊，但隨時間而自行消失；並且身體持續穩定地改善，沒有感到任何不適。

2005年9月，在一次意外事故的胸部外傷中， 發現乳房有一個3.5公分的腫瘤，因爲外表圓滑和整齊，一開始還以爲是一般腫瘤，但活檢結果是癌症，而且是第三期。11月進行手術，當時醫生認爲，作爲中後期的3.5公分的癌腫，80%以上的機率是轉移了， 隨即對最有可能的部位骨、肝和肺都進行了仔細檢查，但沒有發現任何轉移的跡象；再對13個淋巴節的探測結果，只有一個感染，是0.6公分。同時，在手術時醫生注意到，有病灶的乳房除了癌腫塊外，其他部分十分乾淨，沒有一點結節和斑點。

在手術切開乳房時，醫生發現，這3.5公分的癌腫是被一層厚血包裹，包裹層與外界的組織明顯分離，似乎有一種力量在頂著這個癌腫而使它處於「受控狀態」（醫生的話）。因爲病灶分離如此明確，醫生決定僅僅切除癌腫，而保留乳房（按照一般常理，幾乎所有的乳房癌患者都是至少切除一側）。

手術後，進行了5個療程的化療，每次是3週。整個過程中，僅在開始有過一次輕微的嘔吐，以後都沒有一般化療人所經歷的巨大痛苦，吃飯也是正常的。同時，每次化療後，白血球都可迅速回到可以再進行下一次化療的要求值（> 4.5）。

經歷化療後，身體穩定的恢復，在以後的25次放療就進行得更順利，每次都是患者自己開車去的。她的頭髮在化療和放療結束後就開始生長了。

手術後的化療和放療期間，營養保健品的用量和品種都相應的增加。這個量持續到放、化療結束之後，然後就是根據情況隨時加減。

自癌症治癒以來還不到2年，沒有外人能看出她曾有這麼重的病，氣色感覺各方面都很好。無論是在家還是出外旅行，她都小心調節每天的日常生活、注意飲食平衡、適當的鍛煉身體、放鬆身心，同時也不斷根據身體狀況來調節營養保健品的用量和品種。例如，病癒之後生了一次帶狀皰疹，就加大了營養素的用量。

案例中所使用的營養補充品每日劑量：

化療前：基本營養素×3（早午晚各一）、鈣鎂片×3（早午晚各一）、強力葡萄籽精華素、魚油。

化、放療期間：基本營養素×9（早午晚各三）、鈣鎂片×6（早午晚各二）、強力葡萄籽精華素×6（早午晚各二）、輔酶 Q_{10}×6（早午晚各二）、健康油×1、維生素E×1、維生素C×1；每天清晨吃纖維餐。

往後的日常劑量：基本營養素×9（早午晚各三）、鈣鎂片×4（早晚各二）、強力葡萄籽精華素×2（早晚各一）、臟力寶×3（早午晚各一）、健康油。

劉麗醫師的臨床觀點：

患者的腫瘤在臨床發現時已經有3.5公分大，病理爲三期，且有一個淋巴結轉移發炎，其他部位很乾淨，無轉移跡象。這在臨床上是一個奇特的案例，首先是大於2公分的癌腫無周圍淋巴結轉移頗爲罕見。

其次是癌腫與正常的組織之間有一層厚厚的血膜，這使得癌腫相對光滑和可移動性較好，近乎良性腫瘤的外觀，癌細胞沒有侵入到正常組織當中去，使得整個乳房得以保留。

第三是病人的整體狀況很好，無抵抗力下降的表現。在臨床上絕大多數乳癌病人，發現時已是晚期，手術範圍是一側乳房全切加周圍淋巴結（同側腋下）清掃，病人的整體狀況下降、免疫力低下、易感冒、體乏無力等。

該患者的表現與絕大多數患者不同，唯一可以推測的因素是這與她在發現癌腫的3年前就開始服用優質營養保健品是分不開的。

廖曉華老師的營養學觀點：

這是一個非常典型的癌症發展過程中，微量營養和疾病「鬥爭過程」的案例。從體積到癌細胞的狀況，都可以斷定：這個癌腫塊從細胞開始受損、突變、到開始吞噬和侵犯周圍健康細胞，至少有不下10年的歷史。從起因來看，她並沒有家族史，而很可能純粹是做試管嬰兒處理沒有成功的一種副結果，**大量雌激素刺激的負面結果**，它沒有達到分泌卵子的效果，但卻引起了身體內分泌的紊亂，從長子宮肌瘤到乳腺細胞分裂的突變，這中間經歷了約10年的時間。值得慶幸的是，患者對自己的健康很關注，能在子宮肌瘤切除之後，鍛煉身體、控制體重、給自己補充優質微量營養。

從2002年到2005年，優質、全面和均衡的維生素、礦物質和多種的植物化學成分，讓她的身體整體狀況較好，而依據我們多年研究的成果，她所服用的高劑量維生素C（約1500毫克／天），很可能是在患者病灶形成厚血層並擔當了有效阻斷癌組織的重要角色。

所以，當實際在臨床上發現她的癌腫時，儘管體積相當大，可判斷爲3－4期，但實際上，卻被包裹的完好，沒有3－4期的癌腫突破和轉移的特徵——醫生準確的形容它是在受控狀態。換言之，它不像一般的癌細胞，並沒有能肆無忌憚的快速擴張，而是在某種巨大的阻力中生長，這個阻力可以理解爲：**健康細胞有能力保持健康，不僅沒有輕易被侵蝕和損害，而且還有力量和癌細胞對抗**。

完全可以作這樣一個設想，如果她因某種原因，一直沒有發現這個腫瘤，也許這個腫瘤最終就會被她的身體本身戰勝和修復。從手術前後近2年的時間裡，她從飲食、運動、減輕壓力，到適當和適量的補充微量營養素，很細心地照顧自己，讓身體健康因素終於控制了不利因素，順利通過化療和放療，比其他人都明顯和快速的恢復健康。才3週就能長出新頭髮，而且頭髮的品質比原本還好；臉色健康、皮膚光亮和滋潤，精神也很輕快，生活充滿活力。

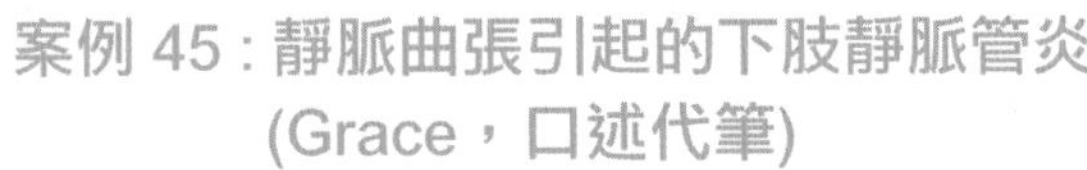

案例 45：靜脈曲張引起的下肢靜脈管炎 (Grace，口述代筆)

女，75歲，在約50歲的時候，右小腿部開始有一種針刺和蟻爬式的不適感，很快地針刺的疼痛感加強。看醫生、作物理治療，醫生鼓勵她加強鍛鍊、走路。她每天走幾公里的路，而且長期的工作還是以站立爲主；但劇烈的鍛煉卻加劇了她的病狀，疼痛、腫脹，於是她開始尋找各種不同類型的療法，嘗試過美國從東岸到西岸的各種另類療法。

但所有的治療結果有好有壞，但總的趨勢是慢慢變壞。到60多歲時，小腿開始變紅、出血，最後皮膚逐步變紫，而且行走完全失去平衡。雖然她被排除有任何糖尿病的可能，但醫生開始建議截肢處理，以保證其他部分身體健康。她和家人沒有同意，仍然尋找另類療法，但都沒有得到預期的效果。

72歲時，就在她和丈夫在商討考慮是否要截肢之前，他們在妹妹的極力鼓勵下，接觸到了營養補充療法。

這時她的右小腿，緊接膝蓋下方的小腿基本是紫色、輕度腫、皮膚乾而粗、有皮屑，走路時會晃而不能很好保持平衡，一般要有人在一邊扶著。營養師評估，她基本的問題關鍵是血脈不通，中醫的活血化淤可能會有一定的改善效果。因此建議她先嘗試相關的營養保健品，6個月後再決定截肢問題。

3個月後，她的小腿顏色開始變淺，一點點轉紅，表皮的損害在脫皮後不再重複出現，人的各方面感覺也輕鬆許多。在一年多大量微量營養素的催化協調下，她的小腿不僅保住，而且逐步恢復了健康。她目前堅持用標準劑量的營養素來保持自己整體的健康。

案例中所使用的營養補充品每日劑量：

基本營養素、鈣鎂片、魚油、維生素C（大量）、葡萄籽精華、銀杏葉－卵磷脂、輔酶Q_{10}。

廖曉華老師的營養學觀點：

從身體功能運轉的原理出發，在全身調理的營養素（基本營養素、活性鈣鎂片和深海魚油）的基礎上，配合大量的、對血液循環有極大和直接促進效果的營養素群：維生素C、葡萄籽精華素和銀杏葉－卵磷脂，同時加了輔酶Q_{10}加強新陳代謝和能量轉化，讓壞死的細胞一點點被更新和替換，讓身體能慢慢自我修復而達到了逐步恢復的結果。

案例 46：藥物副作用引起的內出血，並引發身體大量淤血(Lord，口述代筆)

男，58歲，身體狀況良好，在服用優質營養品和注意飲食約1年的時間內，他的高膽固醇逐步下降。但他的醫生卻在無意中發現他的心房纖維性顫動，並且知道這是他的家族性遺傳特徵。他已年過50，爲了預防中風，最好保持血液稍稀一些，於是醫生要求他服用一種稀薄血液的藥Coumadin，不過服用Coumadin的量需要嚴格監測，所以醫生要求他，最多每兩週要進行一次血液濃度檢查，但並沒有對藥物的副作用作解釋。

因工作繁忙，他有一段時間疏於按時檢查。2005年6月，他的左肩胛骨中下側腫起一個拳頭大小的包、疼痛。他誤以爲是運動時扭傷，就用了Ibuprofen止疼，藥物的結果加劇了出血和腫塊，於是趕忙到醫院就診。不料醫生一點也沒有重視，隔日腫塊和疼痛都更嚴重起來；再次日，他的家庭醫生察覺到這是血液過稀引起的內出血，因此幫他注射大量的維生素K，並要求他住院。

隔天住院時，他的血紅素只有平常人的1／3，實際上很危險，醫生決定立刻輸兩品脫（946毫升）的血，雖然後來血紅素恢復了基本的正常狀態，但腫塊的淤血卻滲透到身體的各個組織中，人感覺很不舒服；另外，患者從腰以下到大腿，下肢和腳部，全部是青紫色，特別是外生殖器，完全變成了幾乎黑色的8公分直徑大的球狀物。

總之，淤積的死血殘留在體內軟組織和皮下。醫生從來沒有見過這種狀況，承認不知從何處理，只給了兩個建議：一是讓身體靜養，讓身體自然吸收和排除，估計至少要2個月；二是從外生殖器放血——這提議讓患者拒絕了。回家躺了2天，腫脹和不舒服沒有任何改善的跡象。

最後聽取營養師的建議，用超大劑量和優質的營養品進行營養補充療法，改善和加速血液循環，加速排除淤血。透過攝取整體、平衡和全面的多種維生素、礦物質和多種類的植物化學成分以及各種微量營養素。每日三次配合三餐服用。

奇蹟緊接著就出現了，幾天後，他的外生殖器縮小了一半，而且淤血部分的顏色開始變得不那麼深了；隨著一天天過去，淤血的顏色一天天由青紫到深紫、紅紫、深紅、紅、淺紅到粉紅，1星期後，一切就恢復正常而可以回去工作了。

這種高劑量的營養素攝取持續到他所有的皮膚基本正常，前後約11天，然後就逐步用1週的時間恢復平時的服用量。重要的是，他不用再服用什麼稀釋血液的藥物，均衡的微量元素補充讓他的心血管系統和血液的濃度保持了正常和健康。以往的高血脂、高膽固醇等問題都迎刃而解，一步步到達正常的範圍內。

案例中所使用的營養補充品每日劑量：

鈣1100毫克、鎂550毫克、基本脂肪酸2000毫克、葡萄籽精華素800－900毫克、銀杏葉提取物150－200毫克、卵磷脂500毫克，每日三次。另外還有每天總量6400毫克的礦物維生素C。

劉麗醫師的臨床觀點：

血液黏稠度過高會導致內臟微血管的堵塞，使局部組織缺血壞死，失去應有的功能。

反之，**血液過稀會伴隨凝血機制降低，身體大面積滲血**，尤其是軟組織處滲血更甚，同樣影響應有的功能；如果不能及時發現，會導致呼吸循環系統衰竭而死亡。

及時發現和相應的治療是挽救生命的唯一措施，該患者發現的還算及時，但是沒有積極的使用相應的藥物治療，大家都知道，年過50歲的人，身體的新陳代謝遠不如年輕時，要靠身體本身的吸收和代謝難度較大，如果服用了恰當的、高品質的營養品就不同了，它會使整個身體細胞的新陳代謝較前活躍，儘快將身體的病狀調整過來，恢復原有的功能和狀態。

廖曉華老師的營養學觀點：

這也許是營養醫學和營養療法的奇蹟之一，然而，科學的本身就是意味著創造奇蹟，奇蹟本身從實際來講也就包含了科學的真理。

營養醫學和營養療法要解決的，就是加強和改善身體的功能以解決身體存在的問題。在臨床上，當發現一藥物副作用後，處理的方法首先是制止這一過程繼續（維生素K注射、輸血……），挽回副作用造成的後果；在很多時候也可能又要用另一種藥物。但在這一病例中，我看見醫生除了放血外，似乎束手無策。

從營養療法的角度來說，當身體內因爲內出血而淤積多餘的死血，塡充在各處的軟組織內，等於使體內短時間內在多處積下了大量的垃圾，現代醫學既不能動手術清除，也沒有藥物能把他們很快排除。

唯一的辦法是加強身體自身的功能來清掃和排除，加速包括微血管在內的血液循環，換句話說就是要加速交換系統和運輸系統，如此一來，清理廢物的速度自然就能加快。而在我們身體所需的微量營養素中，就目前科學的研究結果顯示，患者所用的3種營養素——**礦物維生素C、葡萄籽精華素和銀杏葉提取物——其高素質的結合，將會有效的改善血液循環和微血管的功能**。

從以上眾多的例子中，大家都看到了營養醫學和營養療法所創造的奇蹟，從高齡的重症病人，到幼齡孩童的白血病、腎症候群和腦瘤的改善，案例中的人們透過微量營養素的運用，都得到不同程度上的益處。這樣的例子我們可以一直說下去，很多……很多……。

不過也許讀者可能會認爲是這些病例中人們有些僥倖才能獲得如此的改善。是的，他們是幸運的，他們很幸運能有機會接觸到營養療法。但關鍵是他們或快或慢，都接受了這樣的新事物（或至今仍被某些人視爲「另類療法」的方式）。我們作爲從事營養科普教育的人，最佩服的其實正是這些人積極解決問題的人生態度，他們勇於開拓的精神、他們對健康問題的悟性和思考、他們尊重醫生的同時也做自己健康的主人和自己的醫生，這才是他們真正的「幸運」！

是的，一個改變自己健康的機會並不一定會自然而然走到你的面前，但在很多時候，即便它走到你面前時你可能也會與它擦肩而過，是不是這樣呢？如果用個玩笑來比喻，就像是聖經中所說的諾亞方舟的故事一樣，當洪水襲來時，也許你不是沒有看過諾亞方舟，只是你從未想過要坐上去。

在前面講到的常量營養和微量營養知識中，談到微量營養有3大類：維生素、礦物質和生物類黃酮／植物化學成分／抗氧化劑。生物類黃酮／植物化學成分／抗氧化劑在營養的意義上都是一類物質。這幾類物質，特別是植物化學成分，在前面我們就曾說過，那是中藥和整個東方醫學中保留千年的重要財富，終於在現代因科學發展而煥發出新的光彩。儘管目前它仍要面對各種困擾和挑戰，但植物化學成分還是帶給我們人類在預防醫學和營養醫學上的一大進步，展現了戰勝退化性疾病的希望。

應驗了哲學和邏輯學大師帕拉瑟蘇斯所說：「疾病來自自然，癒合也來自自然。」這是一條可以走得通的路，人類健康的根本出路就在於臨床醫學和營養醫學的有機結合，讓人體的自身免疫力加強、讓人體的自我修補能力加強，而這其中，全面、充分、平衡和適量的常量營養與微量營養的攝入，就是最重要和最根本的要素。

年齡與疾病的非正比關係

田洪均／廖曉華

事實是科學家們的空氣，捨此，他們永遠不可能起飛。

——萊納斯·卡爾·鮑林博士（Linus Carl Pauling，1901－1994），諾貝爾化學獎與諾貝爾和平獎得主。

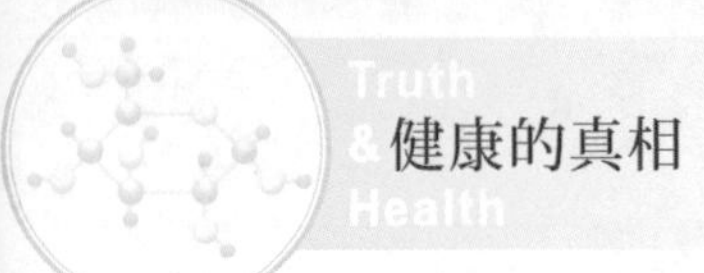

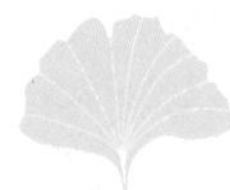

年老並不等於衰老
——衰老和營養與抗氧化之間的關係

過早衰老、死於疾病，肯定都不是我們生命中不可改變的宿命——**抗衰老的關鍵要素之一就是抗氧化**，這或許是我們目前對衰老問題研究進展的一個總結。

生命科學中對壽命的探討歷來就是人類很關注和感興趣的焦點之一。長期以來各國、各民族各有其不同的看法，有的從修身養性出發，有的則從營養保健方面總結出了許多健康長壽的方法和理論。雖然其中有一些是確實有效而被廣泛接受的，但那說穿了仍還是停留在比較表層的經驗總結。

近些年來隨著生命科學的發展，特別是對細胞和基因的深入研究，我們已經能從本質上來尋求科學的真締、探討生命的奧祕。本章將要介紹目前這方面最新的研究進展。 讀者可從中得到現代科學對於長壽之道的思考、啓發和答案。這些最新的編譯資料能回答以下幾個大家可能感興趣的問題：

到底是什麼因素控制著我們的壽命？為什麼我們多數人遠遠活不到預期年齡？

有沒有長壽基因？長壽基因使人長壽的秘密是什麼？

健健康康地活過100歲絕對是可以做到的，但我們要怎樣才能既長壽又健康？

我們的身體無論多複雜，其實還是一部生物機器。與其他機器一樣，由於長期使用，零件會磨損、壞掉，如果不加以保養，整部機器會提早變得破舊不堪，變成長期勉強帶病運行——這才是真正的衰老！

而自然衰老在不同的歷史階段上有不同的標準。過去，我們常說「人活70古來稀」，而到了現代，目前國際上一般認爲：**90歲以上為長壽，80歲叫高齡，65歲以上為老年**。衰老是自然規律，返老還童、長生不老至少迄今爲止並不是我們所認知到的生物規律，也不是大多數人實際嚮往的夢。據科學家研究，人的身體機能隨年齡而退化，一般來說，**人體衰退最快的是消化系統**，75歲老人與兒童相比，胃覺感受器喪失80%以上；**衰退較慢的是神經系統**，80歲時只比40歲時降低15％－30％；而**心血管系統則處於中間**，70歲時相當於40歲時的50％——問題的關鍵在於，並不是我們每一個人都遵循著這一個趨勢，有的人70歲時還能做50個伏地挺身、90歲還能打網球；而有的人則未老先衰，40歲就開始了病床上的漫長歲月——爲什麼人與人之間衰老的過程相差得如此之大？是內在因素還是外在因素造成了這種差別？

哈佛大學的Thomas Perls教授在20世紀80年代的美國波士頓老年康復中心對1500 個老人進行9年的追蹤研究發現：變老並不一定是身體健康每況愈下的惡夢，而應該是一個不斷戰勝退化性疾病的征途；活到100或超過100歲並不一定意味著疾病和殘疾，而可能是意味著你的健康情況特別好，只有在你生命即將走到盡頭而將壽終正寢時，才會出現一個暫短的衰退期。**能夠長壽，是基因和生活方式共同運作的結果**。健康活過100歲的幸運者一般是有長壽基因存在的；而對一般人而言，因多種原因造成的**退化性疾病則是加快衰老進程的主因**。理所當然的，疾病纏身的人總是比健康者老得快，死亡的道路也因此顯得更漫長。

一、兩種衰老學說

人類研究衰老至少已有兩三千年的歷史，各種理論和學說層出不窮，從不同的角度切入而發現了許多生命的秘密。這些研究歸納起來，大體上不外有兩大類：

1 結構損傷學說：

著重強調隨時間的推移，細胞零件開始失效和損壞，致使細胞功能逐漸失去而造成老化。以下代表理論從不同角度揭示了衰老的原因：

A. 磨損理論：

衰老不是由遺傳決定，而是因爲日常的生理消耗，特別是因爲使用過度和不當使用身體，致使磨損速度超過了人體自身修復能力而開始喪失功能。具體地說，就像一輛保養不善的汽車一樣。

B. 廢物堆積理論：

大量由新陳代謝產生的廢物在體內，特別是在細胞內堆積，最後甚至變成毒素而對身體造成慢性的長期傷害，加速老化進程。

C. 錯誤重建理論：

就像維修房子時不斷用錯材料，最終使整個建築結構鬆散失調。細胞內由於染色體改變而產生了錯誤的蛋白質，或自由基氧化而使蛋白質變質，就是這種錯誤材料的來源。

D. 免疫力降低理論：

主要是指免疫系統，特別是胸腺功能，隨年齡增長而衰退，進而使人容易生病（特別是退化性疾病），同時病痛的折磨更容易使人開始衰老。

E. 錯誤修復理論：

加州大學的Bruce Ames認爲，99%由自由基對DNA造成的的傷害，細胞自身都可以進行修復，但每天仍有數千個這樣的錯誤未被修復，這種錯誤長期積累必然使細胞功能受損，加速老化。

F. 能量限制理論：

即保持生物個體最低能量供應和消耗水準，會使壽命活到最長（Dr. Roy Walford）。就像烏龜一樣「吃得少，長得慢，活得長」。這點雖然已由動物實驗證實，但顯然不是我們大多數人可能接受的生活方式。

G. 分子交聯理論：

這是Johan Bjorsten在1942年提出的理論。強調聚糖化作用對蛋白分子的破壞作用。

H. 粒線體受損理論：

人體細胞內的發電廠—— 粒線體，在進行新陳代謝的氧化過程中，連續不斷出現的自由基最終會傷害和破壞這些細胞器；一旦粒線體失去功能，就會造成能量損失，並使整個細胞喪失功能。

I. 自由基理論：

Denham Harman在1954提出，但直到70年代初才受到重視。他的發現不但對退化性疾病的防治找到了根據，而且也給予我們如何延緩衰老提供了線索。

他認爲，當細胞受到自由基的長期轟炸後會出現老化，並傷到其關鍵的重要成分——DNA，從而改變其複製過程，發生基因變異，最終出現退化性疾病。他認爲這些退化性疾病不是獨立存在，而是受基因和環境因素影響的衰老過程之不同表現形式。

80％－90％的退化性疾病都與自由基有關，但你具體得哪一種疾病則既取決於基因因素、也取決於你的生活方式和飲食習慣。在第一章中我們已分析過自由基的來源——內源：粒線體中的氧化產能過程，抗炎時自身亦會產生的大量自由基；外源：環境污染、不良生活方式、吸煙、濫用抗菌素等。

2 基因決定學説：

由Leonard Hayflick在1962年提出。他認爲**人的細胞分裂上限為50次**，在此之後分裂大大變慢，並出現扭曲狀態——細胞因而出現衰老狀態，接下來就是細胞凋亡——這是一個**不可逾越的生命極限**。

他發現即使把分裂過20次的人的細胞冷凍起來，無論過多久，解凍後也只能再分裂30次。看來，生物的壽命是自生命誕生的那一刻起，就預先設定了生物鐘的程式來控制。對於人類而言，**既然細胞分裂次數為50次，那麼據此推斷我們的預期壽命應為120－140歲左右**。

A 海佛烈克極限（Hayflick limit）：

這種細胞分裂次數的上限就是海佛烈克極限。它因生物種類不同而改變，例如狗爲20年、蝴蝶爲數星期、果蠅爲35天。可惜的是，其他生物大多能「壽終正寢」，而人類在200年前的平均壽命就只有25年（過高的嬰兒死亡率、艱苦的生活環境和傳染病使人早夭，因而使得壽命平均數降低）；100年前爲50歲；現在一般爲70－75歲（台灣目前爲79.15歲）；幾十年後預期可達80－85歲。但無論如何，似乎120歲還是一個不可逾越的極限，這就是海佛烈克極限。這個極限由什麼來調控呢？即生物鐘在哪裡呢？

B 端粒理論：

在Hayflick的研究之上，科學家們後來發現，也許他**所預言的生物鐘就在細胞核內的染色體末端上——即「端粒」**。

那麼，什麼是**染色體**呢？它是細胞核組成部分，成對地出現（人類有23對），含有所有的遺傳物質——DNA。DNA片斷由基因組合而成，負載特定遺傳資訊，而染色體的主要組成份子就是DNA，含有大量遺傳訊息。每一對染色體大致有所分工，如22#主管免疫系統、23#主管性別。對各個染色體的功能目前還不是非常清楚。不過2006年5月18日，來自世界各國的科學家們歷時18年，終於完成「人類基因圖譜」，相信會有助於解開這些迷團。

那麼，什麼是**端粒**？它是染色體兩端的小蓋（很像鞋帶端上的塑膠包頭），爲DNA的著絲點。其長度隨細胞分裂次數而變短，因此被認爲是控制生命的生物鐘。

科學家們認爲端粒的長度就是控制細胞進一步分裂的控制器。當端粒繼續縮短時，它會更強烈地控制基因表達。**端粒可能不僅決定了細胞的最終壽命，而且它的縮短也增加了罹患各種退化性疾病的危險性**。

生物鐘就在端粒上這樣的論述，可由著名的桃莉羊（Dolly）實驗來證明。桃莉（1996－2003）是一隻用細胞核轉移技術無性繁殖的複製羊，活了6年7個月，這個實驗證明了：

a. **海佛烈克極限是存在的**：提供細胞核的白臉芬多斯母羊爲6歲，桃莉也只活了6歲，加起來正好是羊的平均壽命12歲。桃莉在4歲時已出現一般羊在10歲以後常得的退化性關節炎等老年性疾病。這也證明任何複製技術也無法挑戰自然極限達到永生或返老還童。

b .**生物鐘在染色體的端粒上**：當桃莉作爲小羊出生時，端粒就比同齡羊短一半。6歲時已所剩無幾。她出生時端粒的長度正好繼承了細胞核提供者白臉羊的端粒長度。桃莉的生理年齡實際上是由端粒在控制，以此證明生物鐘就在端粒上。

一個有趣的問題是：既然端粒長度控制著我們的壽命，那麼如果能想辦法讓它不隨細胞分裂次數而縮短，那我們不就能長生不老了嗎？

世間還真有這樣的巧事，只可惜是發生在癌細胞上！癌細胞可以無限制地分裂下去，不受海佛烈克極限的限制。最新研究發現，癌細胞核內染色體上的端粒不縮短是因爲有端粒酶的存在。

2006年，美國科羅拉多州立大學的研究人員在Thomas Cech的帶領下揭開了端粒酶的結構之謎。端粒末端轉移酶主要位於染色體末端區域，在人類胚胎發育過程中具有關鍵作用；而在很多健康的成人細胞中，此酶處於休眠狀態。然而，癌細胞具有啓動端粒末端轉移酶的能力，進而會導致細胞無限制失控分裂（生物鐘失控！），於是人就患上了可怕的癌症。易言之，那是一種病態現象，我們不能依靠啓動端粒酶來達到長壽的目的。

不過，我們反過來看，如果能夠控制癌症患者身上端粒酶的活性，使之再度休眠，那不就能治癒癌症了嗎？這的確是一種可能實現的積極思維。這方面的研究雖然目前還任重而道遠，但可喜的是科學家們已經開始了卓絕的攻堅戰。

另一個有趣的問題是：能不能讓端粒縮短的速度放慢一些？把生物鐘撥慢了人不就長壽了嗎？

可惜看來上天似乎早有安排，細胞分裂次數與速率是一個定數，正常人類的端粒每年按一定速度縮短（資料顯示，大約每年平均縮短27個鹼基對）這一趨勢也是客觀存在的。這一點上人類大概不能勝天！

（編按：鹼基對是形成核酸DNA、RNA單體以及編碼遺傳信息的化學結構，它常被用來衡量DNA和RNA的長度）

但現在問題的關鍵其實並不在這裡。回過頭來看看，人類至今不僅沒有活到極限年齡的紀錄，而且我們之中絕大多數人實際上都離我們的預期壽命（按一般規律，成熟期乘以6到7倍，故大約爲120到140歲）相去甚遠。換言之，即是說從生物鐘角度來看，端粒的縮短似乎也太快了（即實際上，大多數人是高於27個鹼基對的平均速度），根本就沒有按上天旨意進行。那麼到底是誰撥快了我們體內的生物鐘？又怎樣才能使它回復到正常的運行速度，使我們有可能活到預期的140歲呢？耐心的讀者將會在以後的敘述中找到答案。

C 有沒有長壽基因？

人們多年來對世界各地的許多所謂的「長壽之鄉」進行了研究，發現長壽的因素的確有一些共同點。如生活壓力小、環境污染小、粗茶淡飯和接近自然的生活方式等。有人甚至據此總結出「抗衰老食品目錄」或「百歲老人長壽秘方」；但是，人們卻也在同時發現更多的不同點。即便是生活在同一環境、相似的生活方式，有的人（他們甚至有許多不良嗜好）就是要比其他人活得久，甚至長命百歲。這些人是不是具有先天的長壽基因呢？

的確，**遺傳的作用是非常重要的，有時還是決定性的**。這就是許多超過百歲的長壽者當其追根溯源時，差不多都有值得驕傲的長壽家族史。那麼，有哪些長壽基因？它們又分別存在於哪裡呢？

一些歐洲科學家認為，「4號染色體」上有長壽基因，如果能發明出刺激長壽基因的藥物，就能減緩人類衰老的速度。義大利和芬蘭科學家最近聲稱發現了一種新的、與長壽有關的基因，他們發現：**載脂蛋白**E這種基因可分為2、3、4三種亞型，或說是三種變異體分別為E-2、E-3和E-4。他們共研究了185名芬蘭百歲老人，結果發現，體內含E-4的老人與長壽無緣，而不少百歲老人的體內則含有E-2基因變異體。據分析，E-2有助於增強內分泌系統的功能，能使大腦和各器官之間更好地傳遞生理資訊，使身體細胞和組織更有效地抵禦疾病的襲擊。

其中**2型和3型均能延遲發病年齡，降低發病率，促進壽命增長**。法國和義大利等國的科學家普遍認為，主要是載脂蛋白E-2基因對人的壽命具有延長作用；而另有研究發現，長壽老人體內的載脂蛋白E-3比較多，占80%－90%的比例。

另外，美國德州大學西南醫學中心的助教Makoto Kuro-o等人（2005）進行細胞培養和老鼠的轉基因實驗時發現，有一種叫做**可羅索（Klotho）的抗衰老基因能增強細胞對氧化脅迫的抗性**，從而起到延長壽命的作用。

從上我們看到，長壽基因的確存在。不過既然有長壽遺傳基因，那麼有沒有短命或衰老基因呢？這個問題有點複雜。有人認為上述載脂蛋白E-4亞型就是一種衰老基因，它會促使老年癡呆症的發作，如何抑制它的表達將是未來科學家們研究的焦點。

除此之外，編號爲1q、6q、P53、P21的基因可能是衰老基因。但新的問題是，我們現在知道P53被稱爲基因警察，當其發現癌細胞時會報告給P21基因；而P21基因則可令癌細胞程序性死亡，因爲它負有清除不健康無用細胞的責任。

但相對於此，當人變老，細胞大量因氧化壓力而受損時，這些不健康細胞也就處於被清除之列；只是當這種被清除和被命令程序性死亡的細胞（不一定是癌細胞）多於新生細胞時，人體來不及補充，長期累積下去，生命的盡頭當然也就不遠了。所以實際上，這種**基因的清除作用**也就近似於衰老（短命）基因的作用了。只不過這麼說似乎不太公道，像P21等基因，它們在不同的生命週期中其實扮演著的不同角色，雖然在生命晚期或許會使人衰老，但在生命早期卻是抗癌和維持生命活力必不可少的重要份子。所以很難說哪一種基因就是絕對的短命或衰老基因。

既然壽命是多基因和多種方式的調控過程，讓人長壽的思考重點應該從兩個方面切入。

一方面，直接促使長壽基因發揮作用。

但有長壽基因並能很好表達的人畢竟只是少數，也不可能採取優生學的辦法只讓具有長壽基因的人多繁殖後代，因爲當其得到「人瑞」桂冠時他早已超過了生育年齡。因此，最好的辦法是找到長壽基因之所以讓人長壽的秘密，從而人爲地採取相應的補救措施，使所有人能最大限度地接近預期壽命。而這其中就涉及到正確的優質營養品補充。

另一方面是從反面入手，抑制那些促使生物壽命縮短的基因，也可以讓人長壽。

但是事實也並非能盡如人意。有研究證明，把線蟲（平均壽命20天）身上的衰老基因進行調控抑制，以求其長壽；結果雖然讓線蟲延長了壽命（達到70天），但是其生活水準低落，長期處於昏睡之中。如果人的壽命延長了，但只是像個植物人一樣長期昏睡，我們難道需要這樣低水準的長壽生活嗎？

這種結果提醒人們，基因的形成和進化是穩定而自成系統的，它們有著適應進化的組織系統。一種功能基因並非單獨就能發揮其功能，而是與其他基因甚至基因序列共同運作的。人的基因組存在著一個基因與所有基因的平衡制約關係。如果僅僅想要依靠長壽基因就能使人長壽，則思慮得過於簡單。基因不僅與長壽相關，也與生活水準相關。這也是世界衛生組織（WTO）提出「**給生命以時間，給時間以生命**」口號的真締所在。我們要的是一種高水準的生命——既要活得長，也要活得好、活得有生氣。

到此爲止我們強調了遺傳基因與長壽的關係，那麼這是否意味著基因決定一切呢？是否意味著只有好基因才能長壽呢？你怎麼就知道自己有沒有長壽基因呢？遺傳基因是一成不變的嗎？它與環境因素到底有沒有關係？

二、從遺傳學角度探討過早衰老的原因

科學家認爲，環境條件和生活方式（包括不良習慣）會在一定程度上改變基因的表達甚至基因本身，這些因素會在DNA和組織中引起化學反應。一種稱爲甲基化作用的化學反應會對基因發生作用，並影響健康狀態。當初這僅僅是一種假設，直到2005年西班牙國家腫瘤研究中心馬里奧．弗拉加博士及其同事公布研究成果，他們首次從直觀的物質層面上成功證實了這一假設。

在實驗過程中科學小組研究了40對年齡從3歲至74歲雙胞胎單卵細胞的遺傳物質，對DNA甲基化區域進行評估。最後發現，三分之一的雙胞胎的DNA和組朊的化學結構變形程度明顯不同。在年齡很小時，雙胞胎幾乎沒有區別；但是年齡越大差別也越大。在60%的雙胞胎基因結構中觀察到，最明顯區別是當他們的年齡在28歲以後。

那麼，這些後天環境因素到底是如何影響到基因物質的改變，進而影響到我們的壽命呢？回到前面所講的端粒－生物鐘理論，這些環境因素會不會改變端粒的長度和縮短的速度呢？

1 氧化壓力使人更快衰老的證據：

英國倫敦聖托馬斯醫院的Tim Spector宣佈：**肥胖與抽煙導致氧負荷增大，這種損害長期積累將使端粒受損**。肥胖讓人減壽大約9年，每天抽一包煙持續40年

讓人減壽超過7年。

Tim Spector與美國紐澤西州醫學與牙科大學科學家對1122名年齡在18至76歲之間的英國女性展開調查。其中大約120人屬於肥胖，531人從未抽煙，203人是抽煙者，369人曾經抽煙現已戒除。他們的研究結果公佈在2005年英國最著名的醫學期刊《The Lancet》上。

Tim Spector發現，年輕婦女的白血球中所含有的端粒長度大概有7500個鹼基對那麼長，他們的長度隨著年齡的增長，平均以每年27個鹼基對的長度遞減。

當把生活方式的差異考慮在內時，驚人的差異出現了：有煙癮的人在吞雲吐霧40年後，會比正常人多縮短200個鹼基對（相當於7.4年壽命）；而肥胖人士比起那些苗條的女性，平均要多縮短240個鹼基對，肥胖的人與瘦的人相比，在生理上要老8.8年。戒煙或者是減肥可以降低以後端粒縮短的速度，但卻不能使其恢復到正常的水準（已經造成的損失是無法彌補的，但亡羊補牢爲時未晚）。下表也許能夠幫助讀者更直觀地理解這一實驗結果：

18歲時端粒長度	40年後端粒縮短幅度	
7500	不吸煙苗條者	1080
	吸煙者	1280
	肥胖者	1320
(端粒正常縮短速度27 / 年，長度單位：鹼基對)		

端粒的破壞很明顯是一些自由基所致。**吸煙可以引起具有氧化性質的壓力——而這正是自由基的來源。自由基可能會引起DNA的變化與突變**，已有證據證明在細胞分裂的過程中，端粒的變化引起更大片斷DNA的損失。而一支煙可以產生20億自由基，這不但是造成肺癌的罪魁，也是加快衰老的禍首。

肥胖有遺傳因素，但更多是由於不良的生活習慣造成的。由心理因素所引起的內分泌的改變、體內脂肪大量堆積和不正常氧化作用等，不僅造成了肥胖，也對身體造成了強大的氧化壓力。與肥胖相伴的是心臟、肺部和免疫系統的多種疾病，其染色體上的生物鐘也比一般人要走的快，造成短命。

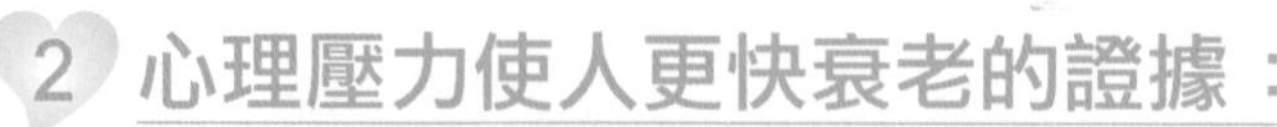

2 心理壓力使人更快衰老的證據：

人在高度壓力下會發生內分泌的失調，人長期處於應急狀態和過量激素產生的氧化壓力將強烈傷害DNA，使人提早得上退化性疾病，過早進入衰老。高壓下的內分泌混亂也是造成發胖的重要原因。

加州大學舊金山分校的研究人員愛麗莎·艾培爾領導的一個小組已經觀察到心理壓力對細胞，特別是對細胞核內端粒的影響。艾培爾對39名年紀在20歲－50歲之間的女性進行了研究，她們的孩子有的患嚴重的慢性病（比如大腦性痲痹）。艾培爾將她們與同一年齡組但孩子都很健康的另外19名母親進行了比較。結果顯示：母親照顧患病小孩的時間越長，她的端粒就越短，而且她所面臨的氧化壓力（釋放損害DNA的自由基的過程）就越大；與壓力感受最小的婦女相比，兩組女性中自稱壓力最大的人，其端粒與年長她們10歲的人相當，即是說其生物鐘被撥快了10年。

由此可見，**壓力會造成我們細胞內的損傷，人們應該要更加重視精神健康**。改變生活態度和生活方式，學會化解壓力，就有可能改進你的生活水準、情緒和延長壽命。俗話說「笑一笑十年少」其實就是這個道理。而戰國時「伍子胥過昭關」的故事正是一個反面教材，強烈的焦慮和不安所產生的自由基竟然讓伍子胥在一夜之間由中年人變成了一個白髮蒼蒼的老人！

3 退化性疾病使人更快衰老的證據：

第一章已講過，退化性疾病是各種氧化壓力長期作用的結果，是環境和自身不良生活方式的共同效應。退化性疾病的出現是開始衰老的標誌，而衰老的加速是通過退化性疾病來實現的，因此抗**退化性疾病也就是抗衰老**。

退化性疾病的發生也許是一種動物界的自然規律。對於野外的動物而言，老齡後在什麼年齡該得什麼病幾乎是一個定數；但對於高度文明化的人類而言，這類疾病的發作在近幾十年來卻似乎有越發越早（低齡化）的趨勢。這是人類「全球工業化」的現代文明副產物與惡果。

英國萊斯特大學的Nilesh J. Samani博士及其同事，從10名三支血管狹窄程度>

75%的冠心病患者，和20名血管掃描證實動脈正常的受試者體內，各別分離出白血球，並檢測了白血球內端粒的長度。該結果發表在2005年8月11日出版的《The Lancet》雜誌上，其研究顯示，冠心病患者的平均端粒長度明顯短於對照者，二者差距達301個鹼基對。研究人員估計冠心病患者的端粒長度每年減少約35個鹼基對，因此冠心病患者的細胞比對照組的受試者平均老8.6年。

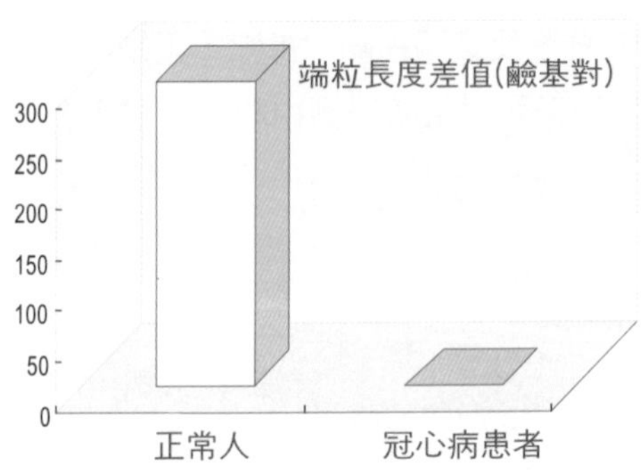

冠心病患者的平均端粒長度與對照者相比差距達301個鹼基對，相當於減壽8.6年

正常情況下端粒每年縮短35個鹼基對:
301/35=8.6(年)

由上述研究成果我們可以看到，雖然先天的遺傳因素至關重要，但後天的不良生活方式和心理壓力等造成的強大氧化壓力不但可能加強不良基因的表達，還會對人體生物鐘的調控發生影響，加速衰老的進程，使我們不能達到預期壽命。換句話說，我們不但沒能減緩上天安排的生物鐘速度（端粒變短的速度有下限），反而加快生物鐘速度（端粒變短的速度無上限）。是老天太不公平？還是人類沒善待自己？更爲嚴重的是，我們自己造下的孽不但要自嘗苦果，還會遺禍子孫（人類獲得性遺傳特性）。

基因決定了我們命運的大方向，但基因也絕不是萬能的，而且基因是可以改變的（雖然很慢）。自己和子孫的命運，基本上一直都握在你的手上！

三、長壽基因為什麼會使人長壽？

哈佛大學Tomas Perls揭示，個人達到長壽極限的能力，其巨大差別取決於基因；而長壽基因又是通過體內抗氧化酶系統作用的啓動或關閉來實現的；而這些抗氧化酶又是我們體內對抗氧化壓力，對抗退化性疾病的前鋒。由此可以說，**長壽與抗氧化密切相關**。那麼，什麼是抗氧化酶呢？

1 內源性抗氧化酶系統：

科學證明，自由基的氧化破壞是生命衰老的加速器，而抗擊自由基的第一道防線是由3種保護酶系統組成的：**超氧化歧化酶（SOD）、過氧化氫酶（觸酶）和穀胱甘肽過氧化物酶**。從下面所示的細胞反應過程圖中得知，正是由於這3種酶的去毒作用才能使細胞反應所產生的過剩自由基得到中和，使之不會逃逸，或對細胞核內DNA造成傷害。

抗氧化酶系統工作示意圖

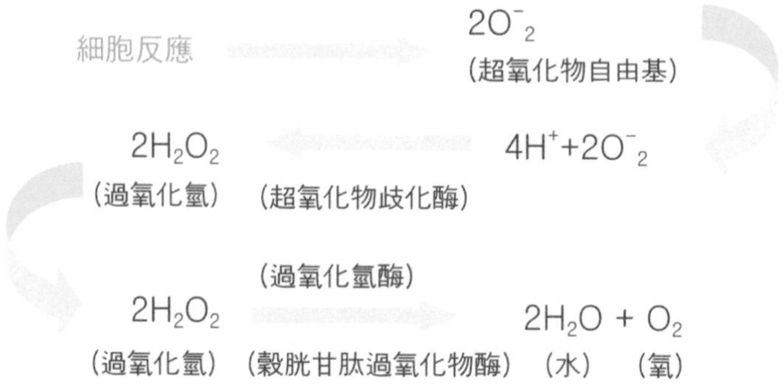

細胞反應 → $2O^-_2$（超氧化物自由基）

$4H^++2O^-_2$ →（超氧化物歧化酶）→ $2H_2O_2$（過氧化氫）

$2H_2O_2$（過氧化氫）→（過氧化氫酶）（穀胱甘肽過氧化物酶）→ $2H_2O + O_2$（水）（氧）

2 兩個有趣的實驗：

A.由美國華盛頓大學醫學院、加州大學歐文分校、德克薩斯大學專家組成的研究小組，在2005年出版的《科學（Science）》雜誌網路版上發表論文，他們通過基因轉殖技術，在實驗鼠體內植入人類的過氧化氫酶基因，分別使細胞內的細胞質、細胞核以及粒線體中的過氧化氫酶含量顯著提高。前面提到，**過氧化氫酶是細胞內的一種抗氧化酶，它能夠消除細胞新陳代謝的副產物過氧化氫**。

細胞內過氧化氫酶增加的實驗鼠，壽命比對照組的實驗鼠都有不同程度的增加。特別是細胞粒線體內增加過氧化氫酶的實驗鼠，平均壽命比對照組的實驗鼠延長了20%。

這些研究成果的意義，首先在於支持了自由基引起衰老的理論。這一理論認為，衰老首先是身體在細胞層級上受自由基損害的結果，自由基能干擾細胞的新陳代謝過程，損害基因，進而引起心臟病、癌症等，如果能保護細胞不受自由基的損害，那麼不僅可以預防衰老相關的疾病，還可以延緩衰老進程。

小白鼠基因轉殖實驗示意圖

細胞內過氧化氫酶大量增加

人的過氧化氫酶基因

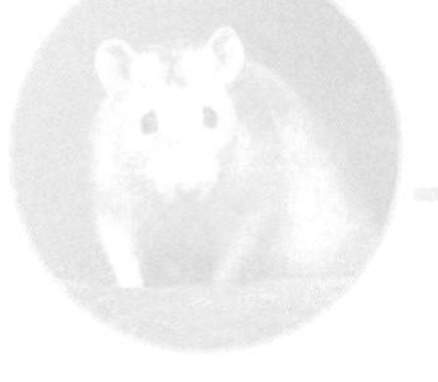

比對照組平均壽命增加20%

結論:
長壽基因是通過提高細胞的抗氧化能力來使人長壽

B. 2005年德州大學Makoto Kuro-o等人發現可羅索（Klotho）基因的抗氧化性。Klotho基因是根據傳說中掌握人生命線的希臘女神命名的。「長壽的重要前提條件是提高細胞對氧化壓力的抗性，」他認為，**「氧化壓力能引起對DNA、脂質和蛋白質等的氧化傷害累積，導致細胞功能的退化，最終表現為衰老的加速。」**

Klotho的主要功能是通過提高細胞對有害活性氧自由基的解毒能力來提高生物體對氧化壓力的抗性。Klotho基因的產物即Klotho蛋白，隱藏在血液中，發揮與抗衰老激素一樣的功能。而Klotho蛋白此一功能的實現，主要是通過打開存在於細胞粒線體中的錳超氧化物歧化酶（Manganese Superoxide Dismutase，MnSOD），再將有害的過氧化物水解為危害程度較小的過氧化氫。

Klotho基因的抗氧化啟動能力和過程示意圖

Klotho

錳超氧化物歧化酶

自由基

線粒體

3 殊途同歸：

前面所提到的結構損傷學說中的自由基理論，是1954 由退休教授Denham Harman 所提出。簡單總結起來，他認爲細胞老化是細胞生化機制長期遭受大量自由基破壞的結果，衰老的加速和退化性疾病的產生都是自由基引起的氧化壓力造成的。因此80%－90%退化性疾病都與自由基有關，至於得什麼病則與基因的薄弱環節有關。

最新的基因上的研究（基因決定學說）表明：長壽基因是通過體內抗氧化酶活力的啓動來提高細胞的抗氧化能力，以此來對抗退化性疾病而使人長壽——這也是許多人瑞又抽煙又喝酒仍能長命百歲的原因——可惜長壽基因與生俱來，不是人人都有幸得到。我們也還無法確定自己到底有、還是沒有這種基因，即便有，你的長壽基因能否得到表達又是一個問題。所以心懷僥倖是不行的，後天的努力和補救才真的是有利無弊。

既然兩種理論都殊途同歸得到了相同的結論——抗氧化就是抗衰老的關鍵。那麼無論你有無長壽基因，都應該儘早地補充優質的抗氧化劑，人爲地加強細胞的抗衰老能力是我們唯一的明智選擇，也是抗衰老的正確和科學的方法。這一點在Thomas Perls 的《Living to 100》（活到一百歲）一書中有許多精闢的闡述。他認爲**我們多數人除了使用抗氧化劑和改變生活方式來與衰老抗爭以外，別無選擇**，只有這樣才有可能彌補遺傳基因上的先天不足。

四 全方位抗氧化

所謂全方位抗氧化其實就是我們在第二章中講到的：全面、均衡、豐富和適量的常量營養素和微量營養素的攝取，以及適量的運動，和良好的生活方式。

日常的飲食，像「地中海式金字塔食物結構」就被證實是有益於健康，但其中的微量營養素仍是不夠，因此我們同時還要提倡補充足量、配方合理的優質微量營養補充品。

1 均衡合理的常量營養結構：

這裡我們推薦營養學中經過多年追蹤研究的地中海式飲食結構，供大家參考。同時，我們也要再一次強調，營養是一個最具個人特質的問題，天下至今沒有人有完全相同的基因結構，也可以說，沒有「一模一樣」的食品攝取指南可供參考；因此唯有透過學習基本道理，並從此基礎上對自己多加觀察和瞭解，才是找到自己保健之道的必要途徑。

這裡指的均衡足量的常量營養，是說要盡量攝取各種不同類型的食物，不偏食、不挑食。我們的身體需要不同的營養，吃飯不僅是獲得足夠的能量，同時也是要獲得各種不同類型原料以構造和維護身體細胞健康。前面我們提到過

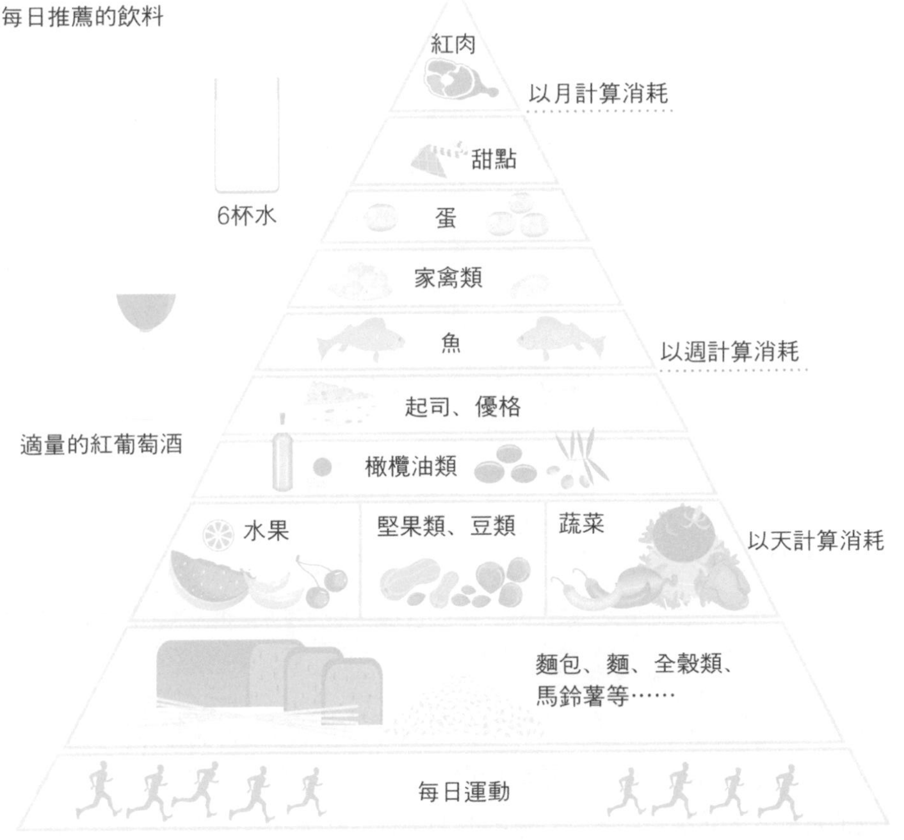

地中海式飲食金字塔

「能量限制理論」可以延長壽命，但這並不表示我們贊同「辟穀」一類的所謂養身之道。因爲充滿活力的生命畢竟需要最基本的食物量來維持。

不過什麼都吃也並不等於人人都吃同一套食譜。兒童和老人其消化吸收能力強弱不同，當然應有所區別；糖尿病人就應該儘量避免吃那些升糖指數高的食物，儘管你特別喜歡它們也不行。

各種食物，特別是蔬菜水果中所含的抗氧化劑，一直是營養學界和醫學界

各種蔬菜和水果的抗氧化能力比較表

每100克食物	抗氧化能力 (ORAC)	每100克食物	抗氧化能力 (ORAC)
黑巧克力	13120	甜菜	841
牛奶巧克力	6740	酪梨	782
梅子乾	5770	橘子	750
葡萄乾	2830	紅葡萄	739
黑莓	2036	紅胡椒	731
大蒜	1939	漿果	670
綠花椰菜	1770	奇異果	602
草莓	1536	烘大豆	503
生菠菜	1210	粉葡萄柚	483
山莓	1270	四季豆	460
李子	949	洋蔥	449
水煮菠菜	909	白葡萄	446
花椰菜	888	玉米	402

★ ORAC, Oxygen Radical Absorbance Capacity, 是一種測量不同食品抗氧化能力的國際通用標準單位，即μmol TE / 100g

十分關注的焦點。的確，我們需要的許多抗氧化劑是可以從食物中獲得的，許多營養補充品中的抗氧化劑也是從食物中提煉的。這裡，我們一是要**注意保持食物的新鮮**，因爲腐敗或者炒得過熟的加工食品會讓抗氧化劑損失較大，有的

甚至還會變質。其次是要注意多選用抗氧化能力較高的食品，尤其是當你有特殊需要時（高強度體能訓練、生病或感到壓力較大時等），左方的食物抗氧化能力比較表就是你一個很好的參考。

應該再次指出的是，維持細胞最佳健康狀態所需要的各種抗氧化劑，在食物中是以微量形式存在，但由於種種原因，我們已經不太可能僅從日常食物中獲取足夠的抗氧化劑。因而補充人工提煉的純微量營養品就成了我們抗衰老的必要措施。

再次強調，根據現代營養學的研究，微量營養素、抗氧化劑是對抗疾病的關鍵角色。我們面臨環境的急劇惡化，使人體本身細胞的適應以及外界的實際變化之間有了個很大的落差。換言之，我們的身體對於現在巨變後的地球，已然沒有相應的應變能力；我們人體合成的抗氧化劑以及食物中能攝取的營養素，早已不能對付今天的環境。

2 高品質、合理配方的微量營養補充：

這裡主要指的是各種微量營養素群，即抗氧化劑的補充。抗氧化劑是多方面的，它的作用也是多方面的。前面講到的3種抗氧化酶：**超氧化歧化酶（SOD）、過氧化氫酶（觸）和穀胱甘肽過氧化物酶**，另外還有輔酶Q_{10}，是內源性抗氧化劑，是由我們的身體自身合成的；而補充的維生素C、維生素E和生物類黃酮等，則是外源性抗氧化劑。

有的抗氧化劑雖然是內源性的（胞內合成，如穀胱甘肽）但其主要合成材料體內總是不夠，必須從外界補充（如合成穀胱甘肽的3種原料之一的半胱胺酸）；人體雖然能合成維生素D，但對於長期在室內工作的人則因日照不足而總是合成的量不夠，必須從外源補充。

還有些微量元素本身不是抗氧化劑，但卻是合成其他抗氧化劑不可缺少的成分。例如硒，鋅、錳、鐵等。人體有1000多種酶（包括許多抗氧化酶），其中70%以上是金屬酶，所以這些微量元素會參與組成酶的活性基團或形成絡合中心。如果不足，則酶的活性下降身體會出現病變，甚至出現退化性疾病。

人們常常在爭論什麼是最強的抗氧化劑，其實這就像火場上的消防隊一樣，大家互相幫助協同作戰，哪有誰比較重要呢？例如維生素E是細胞膜上的主要抗氧化劑，其功能是抵抗自由基引發細胞膜內脂類的過氧化反應；維生素C是在細胞外液中的主要抗氧化劑，也在細胞質內與穀胱甘肽協同作用；維生素C、維生素E與硒共同作用，能加強β-胡蘿蔔素的功效；輔酶Q_{10}在粒線體中發揮作用，還能恢復維生素E的活性，輔酶Q_{10}與維生素E能一起保護粒線體的膜使之免受氧化傷害；α-硫辛酸與前花色素一起作用能促使維生素C再生並加強維生素E的活性。

這些就是在營養中特別強調的抗氧化劑網絡的作用機理，其中最重要的5個成員就是以上談到的：**維生素C、維生素E、穀胱甘肽、硫辛酸和輔酶Q_{10}**。前兩者只能從食物中攝取，而後三者是一個年輕健康的身體如果有充足的原料就應該能產生的。美國柏克萊大學頂尖抗氧化實驗室Packer Lab近30年的研究證明：基因在控制我們身體的抗病能力方面確實是是很關鍵的角色，但控制我們基因表達卻是體內的抗氧化劑網絡！

這也與前面所講的長壽基因由於抗氧化酶體系的活力而得到啓動和表達是一致的結論。換言之，科學已證明，抗氧化劑是基因表達的管理者。在Packer Lab，基因研究的最重大里程碑就是發現「**抗氧化劑網絡是按照身體的要求激發或抑制基因的表達**」。那麼，抗氧化劑網絡就像我們身體的個人醫生，不間斷地監控我們細胞的健康，一旦它發現一個特定的地區有問題，它就會啓用適當的基因給與恰當的回應。並且，抗氧化劑網絡，不斷發出訊號給我們的基因，準確地指示細胞的營養、生存、死亡或複製。實際上可以這樣來理解，抗氧化劑網絡通過控制組成我們身體的億兆細胞，以此控制了我們生命的每個面相。

科學對抗氧化劑網絡奇蹟功能的揭示和認識，可以讓我們明確地說，在人類歷史上，我們可以樂觀地看到，有了知識和力量兩個因素，便可以讓我們有了戰勝疾病、保持健康的希望。**保持你的抗氧化網路系統強健，就等於給了你身體內的醫生所需要的工具，因此能保持你的身體相對年輕和健康**。優質地綜合營養補充品的配方，在設計上往往就必須精心考慮到這一複雜而互相支援的網絡體系。

簡而言之，**抗氧化劑的團隊協同作用比單獨使用一種其功效要高出數倍**。抗氧化劑網絡的作用，在第二章中我們比喻過，整個微量營養抗氧化劑群像體內一個大的交響樂隊，只有每一個成員都到場才能奏出它最美妙的樂章，那麼生命才有光彩和生機。

另外第三章中講的營養品的標準、合理的配方、嚴格的選材，才能夠使營養補充品真正發揮作用。這也是營養品品質高低的重要鑒別標誌之一。

抗氧化劑的團隊效應（抗氧化網絡）示意圖

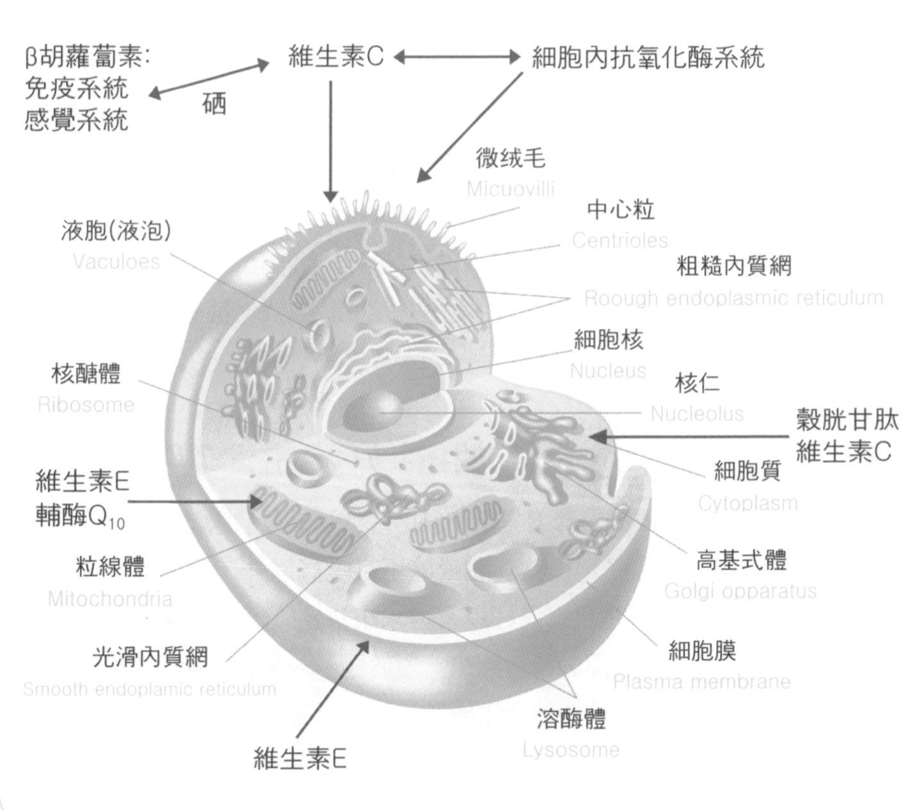

另外，我們想爲感興趣的讀者做更深入一步探討。實際上，基因的表達和抗氧化劑的啓動是相輔相成的；例如前面提到的穀胱甘肽過氧化物酶又可因爲長壽基因的啓動而加強其抗氧化作用，具有這種基因的人可一直保持這種優勢，不因年齡的增長而失去抗氧化能力；而對於一般人來說，隨著年齡增長，身體合成這些抗氧化酶的能力減弱，酶的活性也會降低，只有正確地補充營養品才可以彌補先天的不足（沒有、或長壽基因不多的人），並由此達到同樣的抗衰老效果——這也說明，**我們對於遺傳的作用並不是完全無能為力**。正確的說，優質地營養補充同樣可以發揮出類似長壽基因的積極功能。

因此，我們這裡要特別提一下**穀胱甘肽3要素（維生素C、N-乙醯L-半胱胺酸和硒）**，它們就是後天的抗氧化酶增強法，在營養補充品中這3要素是這樣配方和起作用的：

A. 穀胱甘肽是體內合成穀胱甘肽過氧化物酶的基礎物質，但直接服用它容易在消化過程中被水解（破壞）。所以採用其前體物N-乙醯L-半胱胺酸（NAC）。

B. 維生素C可以幫助身體製造穀胱甘肽來提高身體的穀胱甘肽濃度（每日攝取500毫克維生素C，紅血球中穀胱甘肽增加50%）

C. 硒是穀胱甘肽過氧化物酶活化過程所必需的物質，補硒能大大提高穀胱甘肽過氧化物酶的活性。

3 一定要有適量的運動和良好的生活方式：

在很大程度上造成體內營養失衡和自由基活動猖獗的過錯在於我們自身。健康積極的生活方式除了均衡飲食和戒除不良嗜好以外，還應提倡適當的運動。每個人應按自己的興趣、愛好以及需求來決定；一般來講，要將有氧運動、肌（耐）力和柔軟度運動結合起來。對於過了50歲的中老年人來說，身心合一、與大自然融爲一體的游泳、太極拳和瑜伽都應當是不錯的選擇。運動對於生命的意義還包括勤用腦，並能與他人交流合作產生良好心態。常用的工具不生銹，未老先衰實質上是一種不健康的心理壓力，只會讓體內產生更多自由基而擾亂了身體的平衡。

鍛煉身體基本上就是對內分泌系統的最好調節方式之一，你在適當活動後的良好感覺和對體重的控制就是最好的直接說明。更不用說每年還有無數的研究報告提出：對高密度膽固醇的提高、對血壓和血脂的改善、對胰島素活性的加強、對健康和有效壽命的延長，都是運動的好處。當然，像我們在第二章中所講，運動貴在堅持，對於一個熱愛生命的人來說，如果知道這是值得爲自己天天做的功課，也就不難了。

4 乾淨優美的居住環境：

全球工業化和全球一體化的加速進行，除非極偏遠的地方，我們幾乎找不到一處清潔無污染的世外桃源。世界的每一個角落都充滿了污染物和讓人折壽的各種自由基。因此，保護我們的共同家園——地球，最大限度地減少二氧化碳排放成了我們每一個人的神聖職責和義務。「皮之不存，毛將焉附」如果我們賴以生存的整個地球都被污染了我們還談什麼抗氧化、抗衰老，那豈不成了可悲的笑話？所以說「保護環境從我做起，從現在做起」已經是勢在必行的當務之急，每個人都要做地球的主人和大自然的僕人，和自然合作，而不是對抗和任意苛索。

以上的4點，是我們每個人都能盡力做到的，是讓自己和家人健康長壽的途徑，也是我們可以樂觀生活的基礎。我們一再要和讀者共勉的是，不要對目前人類的現狀憂心忡忡，但也不能視而不見或躲躲閃閃，更不要等到和死神擦肩而過後，或到人生旅途的盡頭時才去探問健康之路。死於無知或掙扎在可以避免的疾病中，難道不是一個人一生最大的悲劇嗎？

如果說，我們的身體像一個設計好的程式，在遺傳基因上有顯性的缺陷，也有更多隱性的遺傳弱點。我們保養的最終目的就是保持這個程式的正常運轉，盡可能讓隱性問題不爆發。**衰老、死於疾病，確實不是我們生命中不可改變的宿命，這是對衰老問題最終的結論；全方位提高身體抗氧化能力，這就是科學對健康和長壽的答案！**

後記：保持健康是一種責任，這個責任是對身體和生命的道德！

生命和健康是一個永恆的話題，隨人類社會的發展，科學對生命的瞭解更進一步的接近了本質和核心。在如今，當人類面臨著退化性疾病的巨大威脅時，健康話題就更顯得格外五彩繽紛，但最首要和最根本的一點從來沒有改變——「保持健康是一種責任，看起來沒有幾個人認識和自覺到這個責任是對身體和生命的一種道德行爲。」願我們記住並實踐英國哲學家海伯特．史彭斯（1820－1903）一百多年前說的這句格言。

如果說，西方醫學之父、古希臘哲學家的希波克拉底（470－410BC）兩千多年前講的「讓你的食物成爲你的藥，而你藥就是你的食物。」是一句精闢的話，概括的說明了藥食同源和常量營養、微量營養之間微妙平衡的道理，那麼這句話今天依然是應遵循的營養醫學核心，也是保健的重要面相；如果說給身體全面、豐富、多樣化和均衡的常量和微量營養素是我們的共識的話，放在餐桌上的食物和營養補充品就該同等重要——讓你的一日三餐成爲你的藥，而你的營養補充品就是你的食物——他們對你的身體健康同等重要。

總結起來，目前人類健康上有3個問題和特點：

① 從北美最新的統計資料來看，在2000年，活到70歲的人達到81%，相比1989到1991提高3－4%；能活到80歲的人達到62%，相比之前提高8%；活到90歲的人到達了34%，相比之前提高4%。的確，人類壽命在不斷延長，但健康狀況卻一點沒有進步，反而在惡化。以美國爲例，1400萬以上的65歲以上的人都患有退化性疾病，80%的人至少得到一種，50%的人是2種以上。澳洲和加拿大的統計比例與此相似。人們辛勞一生等來的金色晚年凋零退色，黯然無光。

② 在所有退化性疾病中，心臟病是北美地區死亡的首因，約90萬人死於心臟病，占總死亡的42%；而對於**亞洲地區，癌症是第一殺手。衛生署2012年公佈的國人十大死因中，癌症連30年蟬聯榜首**，乳癌、攝護腺癌死亡人數持續成長。

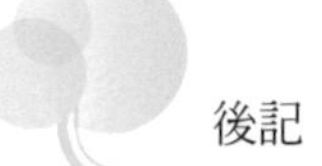

③ 從單一的心血管疾病來講，的確因處方藥和手術的搶救及時，死亡率從1987，特別是2000年後，穩定下降0.8%；但發病率卻在上升。每年在美國是150－170人發生心臟病，死於當年的就有50萬，其中25萬是發病一小時內猝死，連和家人、朋友告別的時間都沒有。在死亡人數中，46%的人是在65歲以下的中年人。威脅人類生命最大的7類疾病（心血管疾病、癌症、中風、呼吸道疾病、糖尿病、老年癡呆、肝和腎的疾病）總死亡率上升了17.2%。

發病後的醫治和搶救手段、醫療技術的發展，的確是人類的巨大成就，治病救人是人道主義的宗旨。爲此，各國政府和民間的人們都投注了巨大的財力、物力來做各種努力，發展這方面的技術和方法。但當醫生從閻羅王的生死簿上把一個人名消除而從死亡的邊緣拉回來時，對於病人和其家人卻有可能因此走入了人間地獄，因爲他們會在不同的程度上，受限於不健康的狀況，而失去了生命的自由。

我們的社會不斷的發展高端的醫療技術，企圖實踐人道主義。但要獲得生命最大的生機與活力、要獲得最真實的健康，還在於臨床醫學和營養醫學的結合、還在於加強身體自身的天然防衛能力。營養療法如我們前面所講的，是我們人類將科學與古老知識財寶的重新結合，更是預防醫療的有效實踐。

以心臟病和癌症等疾病來看，它們一般都沒有訊息和警告，是一個偷偷發展的過程。人體沒有任何跡象得以顯示自己正走上了這條路，三分之一的人在他們得到第一次被襲擊的訊息時，通常那也就是最後一次的通知。因此，防患於未然，營養醫學所宣導的營養療法是預防醫學的根本所在，也是真正健康的希望所在！

是的，據目前的研究，至少60%－70%的心血管系統疾病都可以預防、80%的都可以避免、90%的二型糖尿病都是可以完全預防。換句話說，這就是我們在本書的以上四個章節裡所要探討的，營養醫學（營養補充療法）能加強身體本身的各個方面，它們是預防醫學和順勢療法的真正實踐。

營養療法涉及到人體和自然的兩大主題，包含了食物、人體和疾病三者之間的作用關係。當這三個本身就複雜的因素交織在一起時，問題的複雜性就不言而喻。雖然我們在營養醫學上目前尚沒有完整的系統與結論，但近30年的研究已給了我們相當可觀和可信的部分答案，給予我們的營養醫學一個明確的方向和範圍。

從科學發展的角度來看，所有的研究都是無止境的，但迄今，我們完全可以樂觀地說：**保持我們自己一個健康而有活力的身體就是一條正確的道路**，一切並不是無路可循的。我們沒有理由認爲，衰老、老態龍鍾、死於疾病，一定就是我們生命中不可改變的悲慘宿命！

全面、充分、均衡和多樣性的營養是生命的要素，如果我們把生命比作蠟燭的火焰，抗氧化劑能讓它燃燒得更亮、更長！而當代科學家們則像生命火焰的守護者，用科學與醫學爲我們守護生命之火。熱愛生命、珍惜健康，尋求並選擇一個充滿生機和活力地生活，根據營養科學的概念，用優質而全面的營養來保健自己，這是一個最基本和最明智的選擇！

總的來說，首先，我們需要的是真正尊重自己生命的態度和保護健康的責任感；其次，才是科學保健的悟性和思考。在這二者之上，具體的方法和道路其實有很多的答案，道路是多樣的，每個人最重要的就是找到最適合於你自己的道路，並且持之以恆的走下去，這正是我們科普教育的意義所在。總之，我們可以樂觀的希望我們自身的這部機器能順利而有活力地運轉到它的極限；畢竟，享受生命的最大生機和樂趣應該是我們每個人鍥而不捨的願望，而同時我們也該爲了這個願望付出最大的努力！

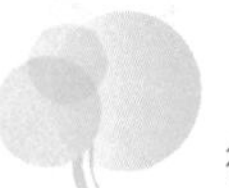

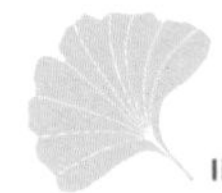

附錄：

一 本書案例中所用營養補充品配方成分一覽表

（以下資料僅供參考，任何的產品使用，還請尋找專業營養師、醫師指導，才能爲你自己的健康做好把關。）

基本營養素超級抗氧化劑配方

營養成分	每2片含	營養成分	每2片含
維生素C（抗壞血酸鈣、鉀、鎂、鋅）	650毫克	膽鹼	50毫克
維生素A（β-胡蘿蔔素形式）	7500 IU	肌醇	75毫克
維生素D_3（膽鈣化醇）	300 IU	N-乙醯L-半胱胺酸	50毫克
維生素E（d-α生育酚）	200 IU	鳳梨蛋白酶	25毫克
維生素K（葉綠醌）	30微克	α-硫辛酸	10毫克
維生素B_1（硫胺素）	13.5毫克	輔酶Q_{10}	6毫克
維生素B_2（核黃素）	13.5毫克	混合天然生育酚	17毫克
維生素B_3（菸鹼酸）	20毫克	薑黃（塊根精華）	7.5毫克
維生素B_6（吡哆素）	16毫克	葉黃素（金盞花精華）	300微克
維生素B_9（葉酸）	500微克	蕃茄紅素	500微克
維生素B_{12}（氰鈷胺素）	100微克	西蘭花粉	7.5毫克
維生素B_7（生物素）	150微克	生物類黃酮（芸香苷、檞精、柑橘精華、山桑子精華、綠茶精華）	99毫克
泛酸鈣	45毫克	橄欖精華	15毫克

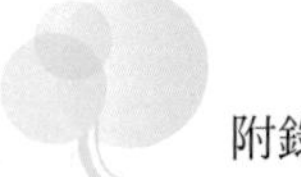

基本營養素多種礦物質配方

營養成分	每2片含	營養成分	每2片含
鈣 （檸檬酸鈣、碳酸鈣）	135毫克	鉻（菸鹼酸鉻、吡啶甲酸鉻）	150微克
鎂 （檸檬酸鎂、胺基酸螯合鎂）	150毫克	鉬（檸檬酸鉬）	25微克
碘 （碘化鉀）	112.5微克	硼（檸檬酸硼）	1.5毫克
鋅 （檸檬酸鋅）	10毫克	矽（胺基酸絡合物）	2毫克
硒 （硒代蛋胺酸）	100微克	釩（檸檬酸釩）	20微克
銅 （葡萄糖酸銅）	1毫克	超微量元素	1.5毫克
錳 （葡萄糖酸錳）	2.5毫克		

葡萄籽精華配方

產品	一般型	強化型
營養成分	每片含	每片含
葡萄籽精華	30毫克	90毫克
維生素C（抗壞血酸鈣、鎂、鉀、鋅）	100毫克	300毫克

肝臟寶／舒肝寶配方

營養成分	每3粒含	營養成分	每3粒含
乳薊精華	240毫克	西蘭花精華	75毫克
綠茶精華	45毫克	α-硫辛酸	120毫克
橄欖精華	45毫克	N-乙醯L-半胱胺酸	150毫克
薑黃精華	45毫克	甜菜鹼	900毫克

健康油配方

營養成分	每次用量	營養成分	每次用量
能量	80 卡	ω-6	1.4克
蛋白質	0克	ω-3	4.3克
總脂肪 －飽和脂肪 －反式脂肪 －多元不飽和脂肪酸 －單元不飽和脂肪酸	9.5克 1克 0 6克 2.5克	ω-9 碳水化合物 鈉 膽固醇 維生素E	2.7克 0 0 0 10%日耗量

纖維素配方表

每次2匙（約33克）		
	每次攝入量	每100克攝入量
能量	418焦耳（100 Cal）	1265焦耳（303 Cal）
蛋白質	1.7克	5.2克
總脂肪 －飽和脂肪 －反式脂肪 －單元不飽和脂肪酸 －多元不飽和脂肪酸	2.2克 0.3克 0 1.6克 0.1克	6.7克 0.9克 0 4.8克 0.3克
膽固醇	0	0
碳水化合物 －醣 －糖醇	25克 10克 1.5克	76克 30.3克 4.5克
總膳食纖維 －可溶性纖維 －不溶性纖維	11.6克 7.5克 4.1克	35.1克 22.7克 12.4克
鈉	125毫克	378毫克
鉀	390毫克	1181毫克
血糖指數	23	

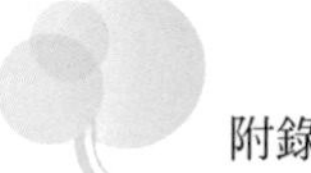

大豆蛋白粉配方表

每次２匙（約29克）		
	每次攝入量	每100克攝入量
能量	445焦耳（106 Cal）	1540焦耳（367 Cal）
蛋白質	24克	80克
總脂肪 －飽和脂肪	1.2克 0	4克 0
膽固醇	0	0
碳水化合物 －醣	1.3克 0.8克	4.4克 2.9克
鈉	240毫克	830毫克
鉀	360毫克	1240毫克
大豆異黃酮	47毫克	147毫克

維生素E配方

營養成分	每粒含
維生素E（d-α生育酚）	200 IU
維生素E（d-γ生育酚）	7毫克
生育酚、生育胺混合物	3.4毫克

保列健／前列康配方

營養成分	每粒含
鋸櫚果精華（按85%脂肪酸計）	320毫克
蕃茄果精華（蕃茄紅素計）	5毫克
大豆異黃酮	25毫克

婦康寧／女寶配方

營養成分	每片含
大豆異黃酮	14毫克
黑升麻根精華（按2.5%三萜烯苷計）	50毫克
甘草根精華	30毫克
黃荊草梅粉	50毫克
當歸根精華	15毫克

心臟／臟力寶／輔酶Q_{10}配方

營養成分	每粒含
輔酶Q_{10}	30毫克
R、S、α-硫辛酸	12.5毫克

鈣鎂片配方

營養成分	每4片含
鈣（包括檸檬酸鈣、碳酸鈣）	800毫克
鎂（包括檸檬酸鎂、胺基酸螯合鎂、氧化鎂）	400毫克
膽鈣化醇（維生素D_3 100IU）	400 IU
硼	1.32毫克
矽	9毫克

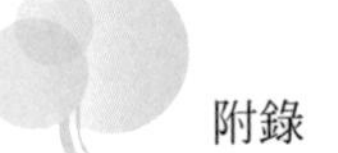

深海魚油／ω-3配方

營養成分	每2粒含
維生素D	200 IU
天然魚油	2000毫克
總ω3脂肪酸 －二十碳五烯酸（EPA －二十二碳六烯酸（DHA）	1200毫克 580毫克 470毫克

健骼靈／關節靈配方

營養成分	每2片含
硫酸葡萄糖胺	1000毫克
維生素C（抗壞血酸鈣形式）	150毫克
錳（葡萄糖酸錳）	2.5毫克
薑黃精華	250毫克
矽	1.5毫克

礦物維生素C配方

營養成分	每2片含
維生素C（抗壞血酸鈣、鎂、鉀、鋅）	1200毫克
柑橘類黃酮	130毫克
芸香甘	6毫克

銀杏－卵磷脂配方

營養成分	每片含
銀杏葉精華（銀杏酚）	25毫克
卵磷脂（富含磷脂醯絲胺酸）	125毫克

視力／衛視力配方

營養成分	每2片含
維生素C（抗壞血酸鈣、鎂、鉀、鋅）	500毫克
鋅（檸檬酸鋅）	5毫克
越橘精華	50毫克
葉黃素	10毫克
玉米黃素	2毫克

大蒜精／康蒜寶配方

營養成分	每片含
蒜粉（相當於6000微克蒜素）	650毫克
相當於鮮蒜	1.95克

二 《營養補充品比較指南（Comparative Guide to Nutritional Supplements）》專業版第四版(2007)：北美地區1500種營養補充品評比中榮獲五星級的公司及產品名單(單一產品)

（以下資料僅供參考，任何的產品使用，還請尋找專業營養師、醫師指導，才能爲你自己的健康做好把關。）

公司及產品名稱	國家	星級	金牌五星級
Creating Wellness Alliance Vitalize Men's Formula	US	5	是
Creating Wellness Alliance Vitalize Women's Formula	US	5	是
Creating Wellness Alliance Vitalize Senior Women's Formula	US	5	是
Douglas Laboratories Ultra Preventive IX	US	5	是
Douglas Laboratories Ultra Preventive IX with Vitamin K	US	5	是
Douglas Laboratories Ultra Preventive X	CA / US	5	是
Truestar Health TrueBASIC	CA	5	是
USANA Health Sciences Essentials	US	5	是
USANA Health Sciences Essentials	CA	5	是
Allergy Research Group Wholly Immune	US	5	
HealthyWize Vital Nutries	US	5	
Life Extension Foundation Life Extension Mix	US	5	
NSI（Neutrceutical Sciences Institute） Synergy Men's Version 2	US	5	
Rejuvenation Science Maximum Vitality	US	5	
Source Naturals Elan Vital Multiple	US	5	
Source Naturals Life Force Multiple	US	5	
Swanson Lee Swanson Signature Line Longevital	US	5	
Vitamin Research Products Optimum 18	US	5	

（按字母順序排列）

三 《營養補充品比較指南(Comparative Guide to Nutritional Supplements)》專業版第四版(2007):北美地區1500種營養補充品評比中榮獲五星級的公司及產品名單(複合產品)

(以下資料僅供參考,任何的產品使用,還請尋找專業營養師、醫師指導,才能爲你自己的健康做好把關。)

公司及產品名稱	國家	星級	金牌五星級
Douglas Laboratories Daily Core Essentials	CA	5	是
Douglas Laboratories Longevity Support Pack	US	5	是
Truestar Health TrueBASIC Plus for Men	CA	5	是
Truestar Health TrueBASIC Plus for Women	CA	5	是
USANA Health Sciences HealthPack 100	CA	5	是
USANA Health Sciences HealthPack 100	US	5	是
Colgan Institute Men's Pak	US	5	
Colgan Institute Men's Pak + 50 Pak	US	5	
Colgan Institute Sports Pak	US	5	
Colgan Institute Women's 50 + Pak	US	5	
Colgan Institute Women'sActive Pak	US	5	
Colgan Institute Women' Pak	US	5	
NSI (Neutrceutical Sciences Institute) Synergy Max	US	5	
NSI (Neutrceutical Sciences Institute) Synergy Ultra	US	5	
Ortho Molecular Products Alpha Base Ultimate Pak	US	5	

(按字母順序排列)

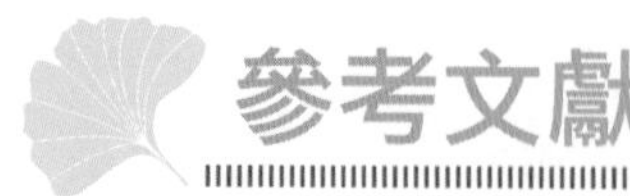

參考文獻

- 上野川修一（日）(2003)：《身體與免疫機制》（劉鐵聰、蘇鐘浦譯）。科學出版社。
- 杜冠華、劉志賓（編）(2005)：《維生素及礦物質白皮書》。百家出版社。
- 肖榮(2003)：《營養醫學與食品衛生學》。中國協和醫科大學出版社。
- 周愛儒、查錫良（編）(2006)：《生物化學》。人民衛生出版社。
- 阿部博幸著（日）(2005)：《食物是最好的醫藥》（遊慧娟譯）。天津教育出版社。
- 科林・坎貝爾(2006)：《中國健康調查報告》。
- 馬文飛(1984)：《健康與食物》。科學普及出版社。
- 郭衛紅、郭俊生（編）(2002)：《營養醫學》。復旦大學出版社。
- 楊撫華、胡以平(2004)：《醫學細胞生物學》（第四版）。科學出版社。
- 謝惠民、叢駱駱（編）(2003)：《如何服用維生素與微量元素》。人民衛生出版社。
- 簡・卡帕著（美）(2002）：《大腦的營養》（雷麗萍、李海燕繹）。新華出版社。

Caldwell B. Esselstyn and T.Colin Campbell. (2007). *Prevent and Reverse Disease.*

David Peters. (2005). *Complete Family Health Guide:New Medicine.*

Earl Mindell R.Ph.D. (1979). *Vitamin Bible.*

Earl Mindell R.Ph.D. (1996). *Anti-Aging Bible.*

Earl Mindell R.Ph.D. (1997). *What you Should Know about Fiber and Digestion.*

Earl Mindell R.Ph.D. (1997). *What you Should Know about Trace Minerals.*

Earl Mindell R.Ph.D. (2004). *New Vitamin Bible.*

Gerald Rimbach, Jürgen Fuchs, and Lester Packer. (May 23,2005). *Nutrigenomics(Oxidative Stress and Disease).*

Kathleen F. Phalen. (1998). *Integrative Medicine.*

Lana Liew. (1998). *The Natural Estrogen.*

Lester Packer and Carol Colman. (1999). *The Antioxidant Miracle. published by John Wiley&Sons,Inc*

Lester Packer and Helmut Sies. (Jul 27,2007). *Oxidative Stress and Inflammatory Mechanisms in Obesity, Diabetes, and the Metabolic Syndrome(Oxidative Stress and Disease, Hardcover)*

Lester Packer, Choon Nam Ong, and Barry Halliwell. (May 23,2005). *Herbal and Traditional Medicine: Molecular Aspects of Health. (Oxidative Stress and Disease).*

Lyle MacWilliam. (2003). *Comparative Guide to Nutritional Supplements(3rd Edition).*

Lyle MacWilliam. (2007). *Comparative Guide to Nutritional Supplements(4th Edition).*

Michael F. Roizen,M.D. (2005). *The Owner's Manual: An Insider's Guide to the Body That Will Make You Healthier and Younger.*

Michael F. Roizen,M.D. (2005). *The Real Age Makeover.*

Michael F. Roizen,M.D. (2006). *The Real Age Workout.*

Michael F.Roizen, M.D. Mehmet C. OZ,M.D. (2005). *The Owner's Manual- A Insider's Guide to The Body That Will Make you Healthier and Younger.*

Myron Wentz. (2002). *Invisible Miracles.*

Pena A, Wentz M. (2001). *Lifestyle modification and intravenous antioxidant therapy for Parkinson's disease: A Case Report. 7th National Parkinson Foundation Symposium; 8—9.*

Phyllis A. Balch,CNC. *Prescription for Nutritional Healing(3rd Edition).*

Preobrazhensky S, Malugin A, Wentz M. (2001). *Flow cytometric assay for evaluation of the effects of cell density on cytotoxicity and induction of apoptosis. Cytometry; 43(3): 199-203.*

Ray D. Strand, M.D. (2002). *What your Doctor Doesn't Know About Nutritional Medicine May Killing You..*

Ray D. Strand, M.D. (2006). *Death by Prescription: The Shocking Truth Behind an Overmedicated Nation.*

Ray D. Strand, M.D. (2006). *Healthy for Life: Developing Healthy Lifestyles That Have a Side Effect of Permanent Fat Loss.*

Ray D. Strand, M.D. (2007). *Preventing Diabetes: Learn How You Can Prevent Becoming Diabetic or If You Are Already Diabetic, Learn the Best Way to Control or Even Possibly Reverse Your Diabetes.*

T. Colin Campbell and Thomas M. Campbell II. (2005). *The China Study.*

Thomas T. Perls, Margery Hutter Sliver, and John F. Lauerman(1999). *Living to 100: Lessons in Living to Your Maximum Potential at Any Age.*

Wentz M. A. (2004). *mouth full of poison. Rosarito Beach. Baja California: Medicis, S.C.*

本書還參考了：

Dr. Ray Strand的網頁：www.raystrand.com

Dr. Laz Bannack的網頁：www.humannutrition.com（2007）

Dr. Lyle MacWillam的網頁：www.comparativeguide.com

Dr. Jill Scott的網頁：www.nutritional-medicine.net（2007）

健康的真相

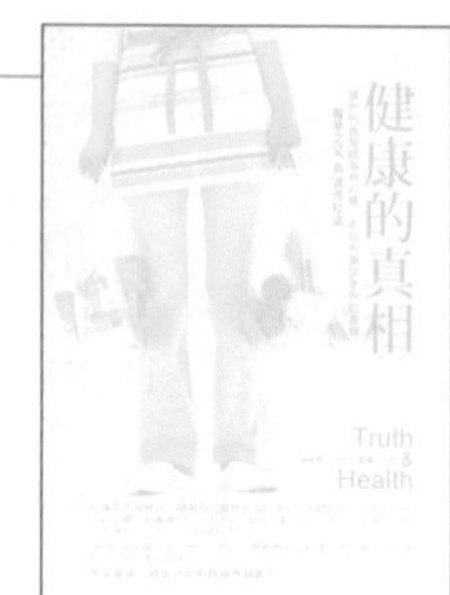

作　　者　廖曉華、田洪均、劉麗　合著

發 行 人　林敬彬
主　　編　楊安瑜
責任編輯　陳亮均
助理編輯　黃亭維
美術編排　劉秋筑
封面設計　劉秋筑

出　　版　大都會文化事業有限公司　行政院新聞局北市業字第89號
發　　行　大都會文化事業有限公司
11051台北市信義區基隆路一段432號4樓之9
讀者服務專線：(02)27235216
讀者服務傳真：(02)27235220
電子郵件信箱：metro@ms21.hinet.net
網　　址：www.metrobook.com.tw

郵政劃撥　14050529 大都會文化事業有限公司
出版日期　2013年1月初版一刷　　2014年4月初版三刷
定　　價　280元
ISBN　978-986-6152-62-7
書　　號　Health+40

First published in Taiwan in 2012 by
Metropolitan Culture Enterprise Co., Ltd.
4F-9, Double Hero Bldg., 432, Keelung Rd., Sec. 1,
Taipei 110, Taiwan
Tel:+886-2-2723-5216 Fax:+886-2-2723-5220
Web-site:www.metrobook.com.tw
E-mail:metro@ms21.hinet.net

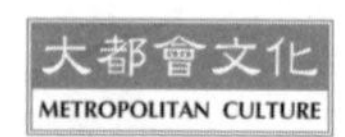

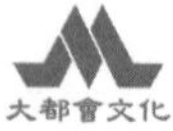

國家圖書館出版品預行編目資料

健康的真相 / 廖曉華、田洪均、劉麗 合著.-- 初版.
-- 臺北市:大都會文化發行, 2013.01
288面 ;23×17公分. -- (Health+ ;40)

ISBN 978-986-6152-62-7 (平裝)

1. 健康法 2. 營養 3. 養生

411.1　　101022806

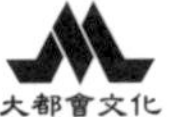

大都會文化　　讀者服務卡

書名：**健康的真相**

謝謝您選擇了這本書！期待您的支持與建議，讓我們能有更多聯繫與互動的機會。
日後您將可不定期收到本公司的新書資訊及特惠活動訊息。

A. 您在何時購得本書：______年______月______日

B. 您在何處購得本書：____________書店，位於____________(市、縣)

C. 您從哪裡得知本書的消息：
1.□書店　2.□報章雜誌　3.□電台活動　4.□網路資訊
5.□書籤宣傳品等　6.□親友介紹　7.□書評　8.□其他

D. 您購買本書的動機：（可複選）
1.□對主題或內容感興趣　2.□工作需要　3.□生活需要
4.□自我進修　5.□內容為流行熱門話題　6.□其他

E. 您最喜歡本書的：（可複選）
1.□內容題材　2.□字體大小　3.□翻譯文筆　4.□封面　5.□編排方式　6.□其他

F. 您認為本書的封面：1.□非常出色　2.□普通　3.□毫不起眼　4.□其他

G. 您認為本書的編排：1.□非常出色　2.□普通　3.□毫不起眼　4.□其他

H. 您通常以哪些方式購書：(可複選)
1.□逛書店　2.□書展　3.□劃撥郵購　4.□團體訂購　5.□網路購書　6.□其他

I. 您希望我們出版哪類書籍：（可複選）
1.□旅遊　2.□流行文化　3.□生活休閒　4.□美容保養　5.□散文小品
6.□科學新知　7.□藝術音樂　8.□致富理財　9.□工商企管　10.□科幻推理
11.□史地類　12.□勵志傳記　13.□電影小說　14.□語言學習（_____語）
15.□幽默諧趣　16.□其他

J. 您對本書(系)的建議：

K. 您對本出版社的建議：

讀者小檔案

姓名：　　　　性別：□男　□女　生日：　　年　　月　　日

年齡：1.□20歲以下 2.□21—30歲 3.□31—50歲 4.□51歲以上

職業：1.□學生 2.□軍公教 3.□大眾傳播 4.□服務業 5.□金融業 6.□製造業
7.□資訊業 8.□自由業 9.□家管 10.□退休 11.□其他

學歷：□國小或以下 □國中 □高中／高職 □大學／大專 □研究所以上

通訊地址：

電話：（H）____________（O）____________傳真：____________

行動電話：____________Eail：

◎謝謝您購買本書，也歡迎您加入我們的會員，請上大都會文化網站 www.metrobook.com.tw 登錄您的資料，您將會不定期收到最新圖書優惠資訊及電子報。

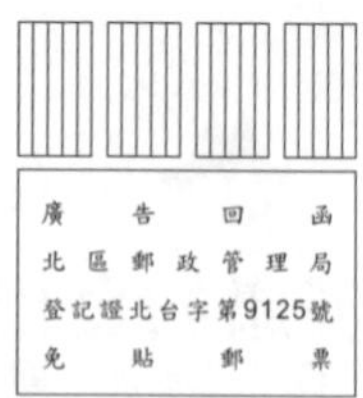

廣告回函
北區郵政管理局
登記證北台字第9125號
免貼郵票

大都會文化事業有限公司
讀 者 服 務 部　　收

11051台北市基隆路一段432號4樓之9

寄回這張服務卡〔免貼郵票〕
您可以：
◎不定期收到最新出版訊息
◎參加各項回饋優惠活

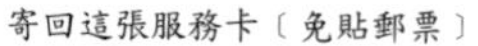

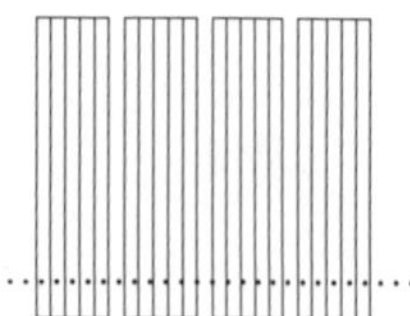

健康的真相
Truth & Health

大都會文化圖書目錄

●度小月系列

路邊攤賺大錢【搶錢篇】	280元	路邊攤賺大錢2【奇蹟篇】	280元
路邊攤賺大錢3【致富篇】	280元	路邊攤賺大錢4【飾品配件篇】	280元
路邊攤賺大錢5【清涼美食篇】	280元	路邊攤賺大錢6【異國美食篇】	280元
路邊攤賺大錢7【元氣早餐篇】	280元	路邊攤賺大錢8【養生進補篇】	280元
路邊攤賺大錢9【加盟篇】	280元	路邊攤賺大錢10【中部搶錢篇】	280元
路邊攤賺大錢11【賺翻篇】	280元	路邊攤賺大錢12【大排長龍篇】	280元
路邊攤賺大錢13【人氣推薦篇】	280元	路邊攤賺大錢14【精華篇】	280元
路邊攤賺大錢(人氣推薦精華篇)	399元		

●DIY系列

路邊攤美食DIY	220元	嚴選台灣小吃DIY	220元
路邊攤超人氣小吃DIY	220元	路邊攤紅不讓美食DIY	220元
路邊攤流行冰品DIY	220元	路邊攤排除美食DIY	220元
把健康吃進肚子 —40道輕食料理easy做	250元		

●i下廚系列

男人的廚房—義大利篇	280元	49元美味健康廚房—養生達人教你花小錢也可以吃出好氣色	250元
大衛˙畢格斯的調酒魔法書—教你輕鬆調出137款經典Cocktails	280元	男人的廚房—泰式料理篇	280元

●流行瘋系列

跟著偶像FUN韓假	260元	女人百分百—男人心中的最愛	180元
哈利波特魔法學院	160元	韓式愛美大作戰	240元
下一個偶像就是你	180元	芙蓉美人泡澡術	220元
Men力四射—型男教戰手冊	250元	男體使用手冊－35歲+♂保健之道	250元
想分手？這樣做就對了！	180元		

●生活大師系列

遠離過敏— 打造健康的居家環境	280元	這樣泡澡最健康— 紓壓 排毒 瘦身三部曲	220元
兩岸用語快譯通	220元	台灣珍奇廟—發財開運祈福路	280元
魅力野溪溫泉大發見	260元	寵愛你的肌膚—從手工香皂開始	260元
舞動燭光—手工蠟燭的綺麗世界	280元	空間也需要好味道— 打造天然香氛的68個妙招	260元
雞尾酒的微醺世界— 調出你的私房Lounge Bar風情	250元	野外泡湯趣— 魅力野溪溫泉大發見	260元

肌膚也需要放輕鬆—徜徉天然風的43項舒壓體驗	260元	辦公室也能做瑜珈—上班族的紓壓活力操	220元
別再說妳不懂車—男人不教的Know How	249元	一國兩字—兩岸用語快譯通	200元
宅典	288元	超省錢浪漫婚禮	250元
旅行，從廟口開始	280元	愛「婚禮——生最浪漫的旅行就從這裡開始	350元
這些事，離開了我才懂！ 莫名其妙的99個分手理由	250元		

●人物誌系列

現代灰姑娘	199元	黛安娜傳	360元
船上的365天	360元	優雅與狂野—威廉王子	260元
走出城堡的王子	160元	殞逝的英格蘭玫瑰	260元
貝克漢與維多利亞—新皇族的真實人生	280元	幸運的孩子—布希王朝的真實故事	250元
瑪丹娜—流行天后的真實畫像	280元	紅塵歲月—三毛的生命戀歌	250元
風華再現—金庸傳	260元	俠骨柔情—古龍的今生今世	250元
她從海上來—張愛玲情愛傳奇	250元	從間諜到總統—普丁傳奇	250元
脫下斗篷的哈利—丹尼爾「雷德克里夫	220元	蛻變—章子怡的成長紀實	260元
強尼戴普—可以狂放叛逆，也可以柔情感性	280元	棋聖 吳清源	280元
華人十大富豪—他們背後的故事	250元	世界十大富豪—他們背後的故事	250元
誰是潘柳黛？	280元	新俄羅斯之鷹—普丁傳奇	280元

●心靈特區系列

每一片刻都是重生	220元	給大腦洗個澡	220元
成功方與圓—改變一生的處世智慧	220元	轉個彎路更寬	199元
課本上學不到的33條人生經驗	149元	絕對管用的38條職場致勝法則	149元
從窮人進化到富人的29條處事智慧	149元	成長三部曲	299元
心態—成功的人就是和你不一樣	180元	當成功遇見你—迎向陽光的信心與勇氣	180元
改變，做對的事	180元	智慧沙	199元（原價300元）
課堂上學不到的100條人生經驗	199元（原價300元）	不可不防的13種人	199元（原價300元）
不可不知的職場叢林法則	199元（原價300元）	打開心裡的門窗	200元
不可不慎的面子問題	199元（原價300元）	交心—別讓誤會成為拓展人脈的絆腳石	199元

方圓道	199元	12天改變一生	199元（原價280元）
氣度決定寬度	220元	轉念—扭轉逆境的智慧	220元
氣度決定寬度2	220元	逆轉勝—發現在逆境中成長的智慧	199元
智慧沙2	199元	好心態，好自在	220元
生活是一種態度	220元	要做事，先做人	220元
忍的智慧	220元	交際是一種習慣	220元
溝通—沒有解不開的結	220元	愛の練習曲—與最親的人快樂相處	220元
有一種財富叫智慧	199元	幸福，從改變態度開始	220元
菩提樹下的禮物—改變千萬人的生活智慧	250元	有一種境界叫捨得	220元
有一種財富叫智慧2	199元	被遺忘的快樂祕密	220元
智慧沙【精華典藏版】	250元	有一種智慧叫以退為進	220元
有一種心態叫放下	220元	有一種境界叫捨得 貳	220元
有一種智慧叫以退為進 貳	220元	改變別人不如掌控自己	220元
有一種心態叫放下 貳	220元	氣度決定一切	250元
不可不防的13種人（二版）	250元	淡定	250元
九型人格：自我人格特質的開發與提昇手冊	280元	勇於叛逆：放下對完美的堅持，人生的道路將會更開闊	250元
遇到鯊魚嘛免驚，教你在險惡魚缸中悠游自得	250元	陽光心態	250元
人生要耐得住寂寞	250元		

●SUCCESS系列

七大狂銷戰略	220元	打造一整年的好業績—店面經營的72堂課	200元
超級記憶術—改變一生的學習方式	199元	管理的鋼盔—商戰存活與突圍的25個必勝錦囊	200元
搞什麼行銷—152個商戰關鍵報告	220元	精明人聰明人明白人—態度決定你的成敗	200元
人脈=錢脈—改變一生的人際關係經營術	180元	週一清晨的領導課	160元
搶救貧窮大作戰の48條絕對法則	220元	搜驚「搜精「搜金 —從 Google 的致富傳奇中，你學到了什麼？	199元
絕對中國製造的58個管理智慧	200元	客人在哪裡？—決定你業績倍增的關鍵細節	200元
殺出紅海—漂亮勝出的104個商戰奇謀	220元	商戰奇謀36計—現代企業生存寶典I	180元
商戰奇謀36計—現代企業生存寶典II	180元	商戰奇謀36計—現代企業生存寶典III	180元

幸福家庭的理財計畫	250元	巨賈定律— 商戰奇謀36計	498元
有錢真好！輕鬆理財的10種態度	200元	創意決定優勢	180元
我在華爾街的日子	220元	贏在關係—勇闖職場的人際關係經營術	180元
買單！一次就搞定的談判技巧	199元（原價300元）	你在說什麼？—39歲前一定要學會的66種溝通技巧	220元
與失敗有約 —13張讓你遠離成功的入場券	220元	職場AQ—激化你的工作DNA	220元
智取—商場上一定要知道的55件事	220元	鏢局—現代企業的江湖式生存	220元
到中國開店正夯《餐飲休閒篇》	250元	勝出！—抓住富人的58個黃金錦囊	220元
搶賺人民幣的金雞母	250元	創造價值—讓自己升值的13個秘訣	220元
李嘉誠談做人做事做生意	220元	超級記憶術（紀念版）	199元
執行力—現代企業的江湖式生存	220元	打造一整年的好業績－店面經營的72堂課（二版）	220元
週一清晨的領導課（二版）	199元	把生意做大	220元
李嘉誠再談做人做事做生意	220元	好感力—辦公室C咖出頭天的生存術	220元
業務力—銷售天王VS.三天陣亡	220元	人脈=錢脈—改變一生的人際關係經營術（平裝紀念版）	199元
活出競爭力—讓未來再發光的4堂課	220元	選對人，做對事	220元
先做人，後做事	220元	借力—用人才創造錢財	220元
有機會成為CEO的員工—這八種除外！	220元	先做人後做事 第二部	220元
老闆不會告訴你的事—有機會成為CEO的員工，這8種除外！	220元	李嘉誠談做人做事做生意 全集	280元
屁股管理學	250 元	Boss的微笑：縱橫商場不能說的祕密（上）	250 元
你可以不加班！效率達人教你3小時輕鬆完成8小時工作	280元	細節，決定你3年後的成敗	250元
週一清晨的領導課（全新修訂版）	250元	腦袋微整型：讓努力獲得更大收益	250元
FBI教你反間藏心術	280元	六度人脈	250元

●都會健康館系列

秋養生—二十四節氣養生經	220元	春養生—二十四節氣養生經	220元
夏養生—二十四節氣養生經	220元	冬養生—二十四節氣養生經	220元
春夏秋冬養生套書	699元（原價880元）	寒天—0卡路里的健康瘦身新主張	200元
地中海纖體美人湯飲	220元	居家急救百科	特價399元

病由心生—365天的健康生活方式	220元	輕盈食尚—健康腸道的排毒食方	220元
樂活，慢活，愛生活— 健康原味生活501種方式	250元	24節氣養生食方	250元
24節氣養生藥方	250元	元氣生活—日の舒暢活力	180元
元氣生活—夜の平靜作息	180元	自療 —馬悅凌教你管好自己的健康	250元
居家急救百科（平裝）	299元	秋養生—二十四節氣養生經(二版)	220元
冬養生—二十四節氣養生經(二版)	220元	春養生—二十四節氣養生經(二版)	220元
夏養生—二十四節氣養生經(二版)	220元	遠離過敏—打造健康的居家環境	280元
溫度決定生老病死	250元	馬悅凌細說問診單	250元
你的身體會說話	250元	春夏秋冬養生—二十四節氣養生經(二版)	699元
情緒決定你的健康—無病無痛快樂活到100歲	250元	逆轉時光變身書—8週變美變瘦變年輕的健康祕訣	280元
今天比昨天更健康：良好生活作息的神奇力量	220元	「察顏觀色」——從頭到腳你所不知道的健康警訊	250元
24節氣養生食方(彩色圖文版)	350元	24節氣養生藥方(彩色圖文版)	350元
問病——馬悅凌細說問診單	280元	健健康康活百歲—跟孫思邈學養生	250元
健康存摺—為你儲備健康指數的501個新主張	250元	揭開你身體的秘密—女性自我檢測枕邊書	250元
我的健康飲，我的美麗元氣	350元	醫廚：在廚房裡遇到李時珍	350元
24節氣養生寶典〈全集〉	599元		

●大都會運動館

野外求生寶典— 活命的必要裝備與技能	260元	攀岩寶典— 安全攀登的入門技巧與實用裝備	260元
風浪板寶典— 駕馭的駕馭的入門指南與技術提升	260元	登山車寶典— 鐵馬騎士的駕馭技術與實用裝備	260元
馬術寶典—騎乘要訣與馬匹照護	350元	攀岩寶典— 安全攀登的入門技巧與實用裝備 （二版）	280元
野外求生寶典－活命的必要裝備與技能(二版)	280元		

●大都會休閒館

賭城大贏家—逢賭必勝祕訣大揭露	240元	旅遊達人— 行遍天下的109個Do & Don't	250元
萬國旗之旅—輕鬆成為世界通	240元	智慧博奕—賭城大贏家	280元

●世界風華館

環球國家地理┌歐洲	250元	環球國家地理┌亞洲┌大洋洲	250元
環球國家地理┌非洲┌美洲┌兩極	250元	中國國家地理：華北┌華東	250元

中國國家地理：中南&西南	250元	中國國家地理：東北&西北&港澳	250元
中國最美的96個度假天堂	250元	非去不可的100個旅遊勝地&世界篇	250元
非去不可的100個旅遊勝地&中國篇	250元	環球國家地理【全集】	660元
中國國家地理【全集】	660元	非去不可的100個旅遊勝地(全二冊)	450元
全球最美的地方—漫遊美國	250元	全球最美的地方—驚豔歐洲	280元
全球最美的地方—狂野非洲	280元	世界最美的50個古堡	280元
全球最美的地方【全三冊】	660元	全球最美的100世外桃源	280元
全球最美的人間天堂	280元		

◎關於買書：

1. 大都會文化的圖書在全國各書店及誠品、金石堂、何嘉仁、敦煌、紀伊國屋、諾貝爾等連鎖書店均有販售，如欲購買本公司出版品，建議你直接洽詢書店服務人員以節省您寶貴時間，如果書店已售完，請撥本公司各區經銷商服務專線洽詢。

   北部地區：(02)85124067 桃竹苗地區：(03)2128000 中彰投地區：(04)22465179

   雲嘉地區：(05)2354380 臺南地區：(06)2672506-8 高屏地區：(07)2367015

2. 到以下各網路書店購買：

   大都會文化網站(http://www.metrobook.com.tw)

   博客來網路書店(http://www.books.com.tw)

   金石堂網路書店(http://www.kingstone.com.tw)

3. 到郵局劃撥：

   戶名：大都會文化事業有限公司　帳號：14050529（訂購金額未滿1000元，請加計物流處理費100元）

4. 親赴大都會文化買書可享8折優惠。

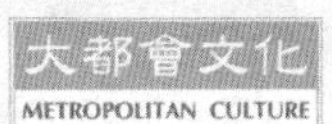
大都會文化
METROPOLITAN CULTURE

大都會文化
METROPOLITAN CULTURE

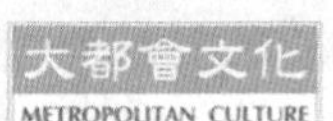
大都會文化
METROPOLITAN CULTURE

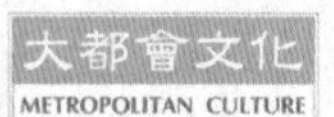
大都會文化
METROPOLITAN CULTURE